訂版

障手術を手掛ける

「スゴ腕ドクター」佐藤香院長の

白内障治療Q&A

佐藤 香
KAORI SATO

幻冬舎MC

はじめに

白内障は、加齢に伴って誰もが発症する病気です。

年齢が上がるにつれて発症率は増加し、70代ではほぼすべての人が患います。


ただ、白内障は長生きすればどんな人も免れることはできませんが、幸いなことに治療技術は年を追うごとに進歩しています。そのことをお伝えしたくて、私は２０１８年に『スゴい白内障手術』という本を出版させていただきました。

私のクリニックにはその本を読み「ぜひ、先生に手術をしていただきたくて」と訪ねてくださる患者さんが大勢いらっしゃいます。

２０１９年12月には、患者さんが知りたいことを端的にまとめた「Ｑ＆Ａ」形式の本を出版しました。

そして今回、２０２０年４月から始まった「選定療養」についてのＱ＆Ａを加えた増補改訂版を出させていただくことになりました。「選定療養」とは保険診療と保険外診療を組み合わせることができるものです。以前は保険外診療でしかできなかった多焦点眼内レンズを用いた白内障手術も、保険診療と組み合わせることで自己負担が減らせるようになり、注目されています。選定療養ではどんなレンズが使えるのか、手術はどのようにして行われるのかなどの質問に対して、詳しく回答します。

目次をご覧いただいて、ご自分の読みたいところを読むという使い方をしていただければと思います。

すでに私の本を読んでくださった方はご存じかと思いますが、人工眼内レンズの進化には目覚ましいものがあります。一点のみにピントを合わせられる単焦点眼内レンズだけだったところ、近方・中間・遠方のすべてにピントを合わせることのできる多焦点眼内レンズが登場。遠視、近視を矯正できるようになり、さらに乱視の治療も可能になりました。

しかし、白内障治療の技術は日々進化しているにもかかわらず、それがすべての眼科で取り入れられているかというと疑問が残ります。

例えば今、何十種類もの多焦点眼内レンズが登場しており、仕事でパソコンを頻繁に使うなら近くや中間のものが見やすいレンズ、趣味でゴルフを楽しむなら遠い距離まで見やすいレンズ、運転をすることが多いならまぶしさや視界のにじみを抑えるレンズというように、患者さんのライフスタイルに応じてレンズを選ぶことが可能になっています。しかし、たいていの眼科で扱っているレンズはわずか2、3種類。これでは、患者さんが最適なレンズを選ぶことは難しいでしょう。実際に、多焦点眼内レンズを入れた方から「手術を受けたのに、見え方に不満がある」という声が上がることは少なくありません。患者さんが適切な治療を受けられないのはもちろんですが、そうした情報をネット上などで目にして、白内障治療にいらぬマイナスイメージや不安を抱く患者さんが多くいるのなら、本当に残念なことです。

私は日本におけるレーザー白内障手術の黎明期から、より良い治療を求めて最先端の治療法や眼内レンズの情報を取り入れることに邁進し、たくさんの患者さんの白内障手術を手掛けています。

その経験から思うのが、「こんなに患者さんにとってメリットのある手術はほかにはないだろう」ということです。

目の中の水晶体が濁って目が見えづらくなる白内障は、疾患部位である水晶体を人工のものにそっくり置き換えることが可能です。体のほかの部位とは違い、置き換えたところで、なんの不都合も生じませんし、不自由はまったくありません。術後に合併症が発生するリスクも極めて少ないのです。

さらに人工眼内レンズの選び方次第では、近視や乱視、老視（老眼）まで同時に治療することができ、手術前よりもよく見えるようになることも期待できます。

この本では「白内障の手術を片目だけ実施するのと、両目一度に実施するのとでは、リスクは異なりますか？」など、読者の方が疑問や不安を抱きやすい質問に対してお答えするという形式で、気になる症状から手術の実際、手術後の生活まで、白内障治療に関するあれこれを網羅的にご紹介しています。手術に関しては、最新の情報なども盛り込むよう心掛けました。

この本が一人でも多くの白内障治療を検討されている方に届き、最善の治療を選ぶ一助となれば、これに勝る喜びはありません。

増補改訂版　年間２０００件の白内障手術を手掛けるスゴ腕ドクター佐藤香院長の白内障治療Q＆A　目次

［第3章］　「病院選び」と「早期治療」がポイント

［第5章］　短時間で痛みなく終わる！

白内障レーザー手術のQ＆A

[第6章] ライフスタイルに合わせて賢く選ぶ

多焦点眼内レンズのQ&A

［第1章］

70代の罹患率80％！押さえておきたい白内障の基礎知識

まずは、白内障に関する基礎知識を紹介します。白内障がどういう病気なのか、その基本をおさらいしてみましょう。

Q 白内障とはどのような病気でしょうか？

A 白内障は眼球の中にある「水晶体」が濁る病気です。

水晶体は、カメラでいえばレンズにあたる直径約9㎜、厚さ約4㎜の透明な組織です（図表1）。

その厚みを変えることによって、外界から入ってきた光を屈折させて、ピントを調整し、網膜に見たいものの像を映す役割をしています。

水晶体は「嚢《のう》」と呼ばれる非常に薄いセロファンのような膜で包まれており、中にはタンパク質が詰まっています。

このタンパク質がなんらかの要因で濁り、きれいに光を通さなくなったり、乱反射してしまったりする状態が「白内障」です。そのため、網膜に鮮明な画像を映すことができず、

［図表1］目の構造

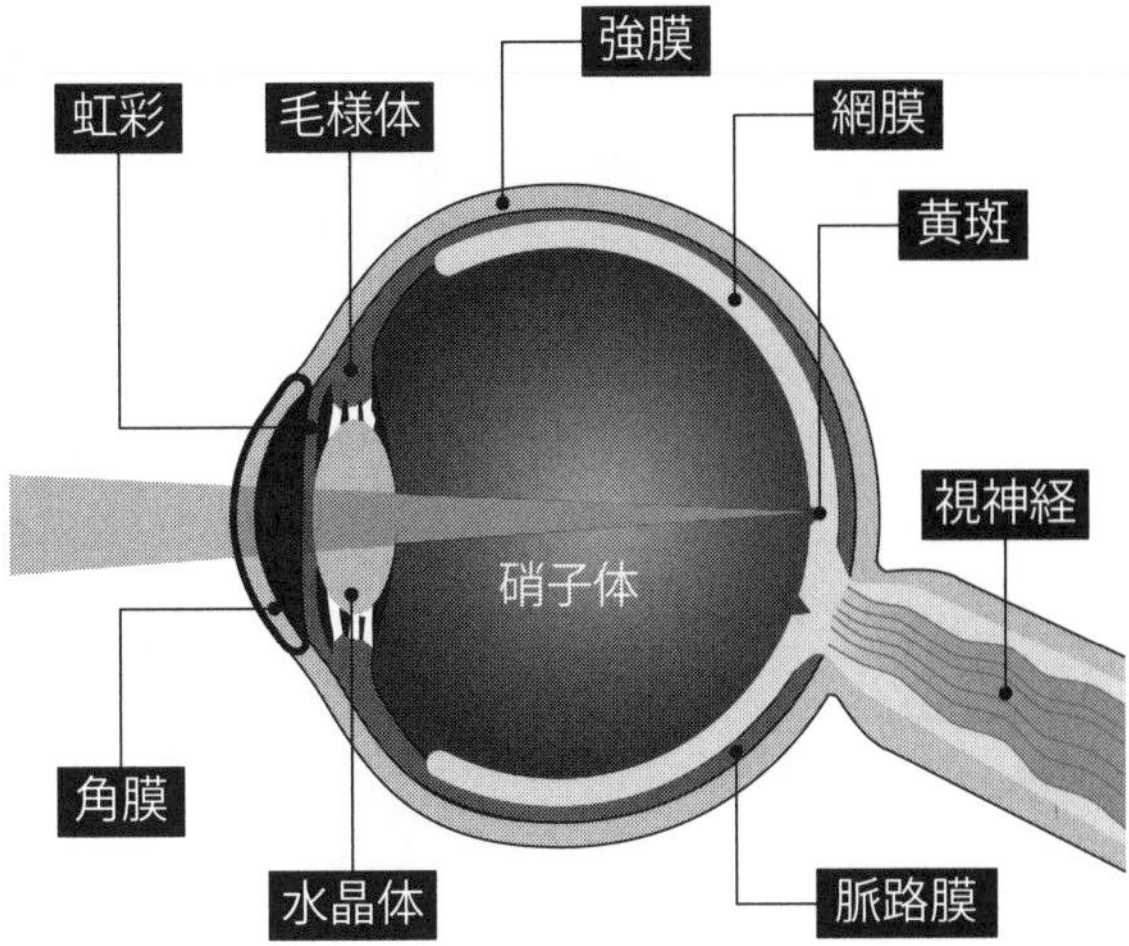

ものが見えづらくなります。

いったん水晶体が濁ってしまうと、元のように透明な状態に戻すことはできません。

Q 白内障が起こるメカニズムを教えてください。

A 私たちの目は、外部からの視覚情報を光としてとらえます。その際、遠くを見るときには水晶体が薄く、近くを見るときには厚くなってピントを合わせ、網膜に像を映し出します（図表2）。

水晶体が透明できれいな状態であれば、ピントが正しく合うため、見たいものをしっかりと見ることができます。ところが、水晶体が濁ってしまうと、光がうまく届かないためピントの調整がうまくできなくなって、ものがはっきりと見えなくなります（図表3）。

その結果、

「モヤがかかったようにボヤけて目が見えにくくなった」
「光が拡散して、まぶしく見える」
「目がかすむ」
「乱視ではないのに、モノが二重に見える」

などの症状が現れるのです。

［図表2］ ピントを合わせるしくみ

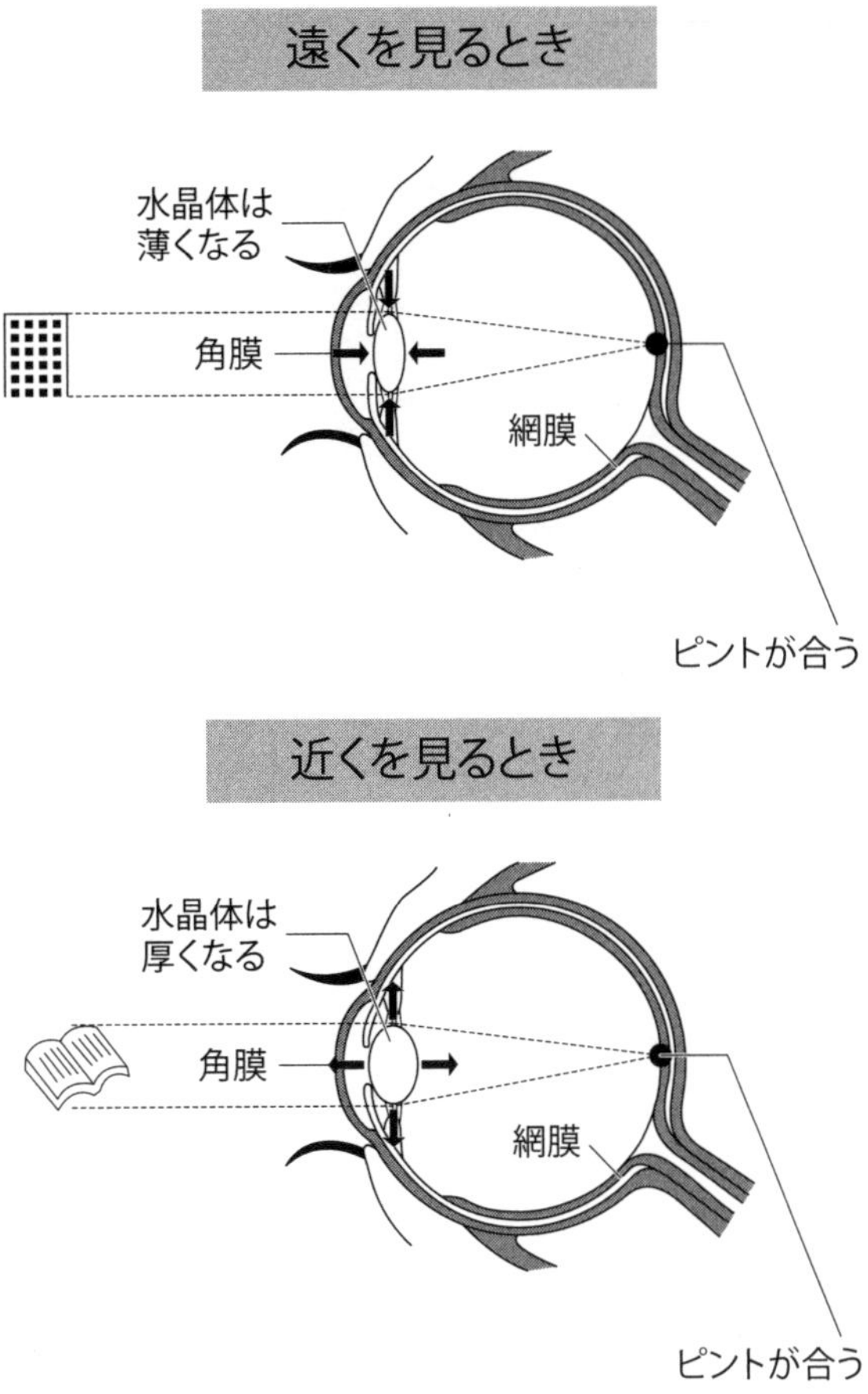

［図表3］ 白内障の目

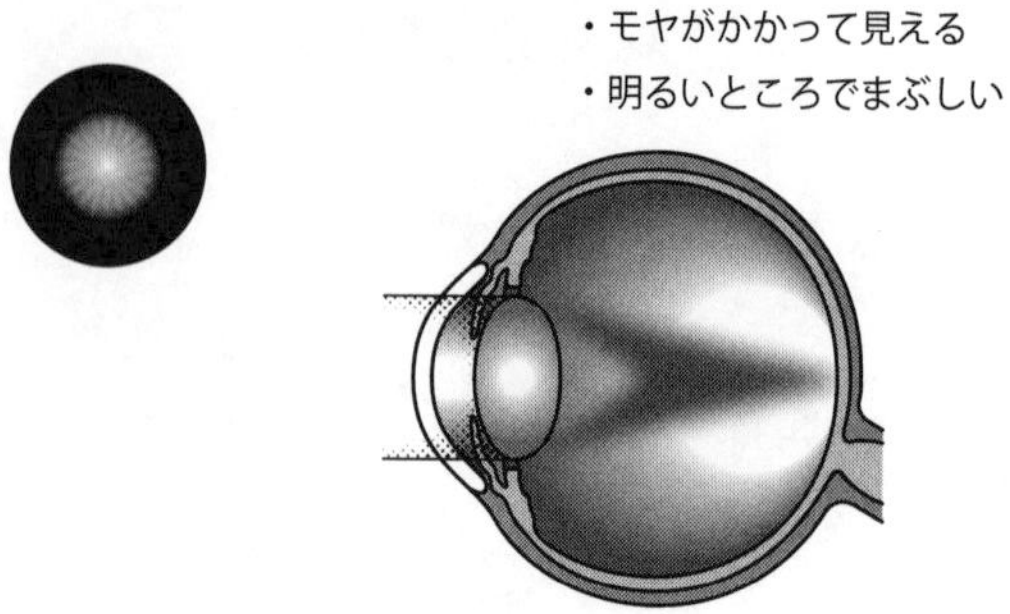

水晶体が濁っているので、光をよく通しません

［第2章］

見え方に変化を感じたら要注意！気になる目の症状のQ&A

ここでは、白内障かどうかを判断する手掛かりとなる、目の症状について解説します。自分の気になる目の症状が白内障によるものなのか、チェックしてみてください。

Q　最近目のかすみが頻繁に起こるようになりました。これは白内障の症状なのでしょうか？

A　白内障を発症している可能性があります。

白内障にはいくつかの種類がありますが、この場合は、水晶体の周辺部分から濁りが起こる「皮質白内障」である可能性が高いです。「皮質白内障」は加齢によって起こります。古くなったガラスを思い浮かべてみてください。時間の経過とともに主に周辺から汚れが付着して落ちにくくなっていますよね？

水晶体が年齢とともに濁っていくのもそれと同じです。

白内障は60代では60％以上、70代では80％以上が発症するといわれています。

Q　最近、急速に近視が進んだので眼科で診察を受けたところ、「白内障です」と言われました。こんなことがあるのでしょうか？

A　白内障が進行することで、近視が進むことはあります。

この方の場合は、水晶体の中心部が硬くなって濁る「核白内障」と思われます。「核白内障」になると近視が進み、近くが見やすく遠くが見にくくなります。「核白内障」は近視の強い方に多く見られる白内障であるため、若い方でもなることがあります。

Q

30代なのに白内障のような症状があります。若くても白内障になることはありますか？また、何が原因で発症するのでしょうか？

A

若い人でもなる可能性はあります。

原因としては、

①目を強く打つなどのケガ（外傷性白内障）
②糖尿病の合併症（糖尿病性白内障）
③アトピーがある（アトピー性白内障）
④ステロイドを常用している（薬剤性白内障）
⑤生まれつきの体質（先天性白内障）
⑥目の手術の既往がある（レーシック手術、網膜剥離手術など）
⑦原因不明

などが考えられます。

若年性の白内障は、加齢性白内障と異なり、進行が早いという特徴があります。
治療法は加齢性白内障と同じです。
進行を遅らせる目的で点眼薬やサプリメントを用いる場合もありますが、多くは、手術で濁った水晶体を取り除き、眼内レンズを挿入する手術によって治療します。

もし自覚症状があるのであれば、若いからといって症状を放置せずに一度検査を受けたほうがいいでしょう。

「真実を知るのが怖いから」という理由で受診を先延ばしにする方がいますが、私は早くに白内障の診断を受けたほうが、その後の人生がずっと快適になるのではないかと思います。

白内障の手術は古いレンズを新しいピカピカのレンズに交換する手術です。見えづらくて不自由をしているのであれば、一刻も早く新しいレンズに交換したほうがいいのではないでしょうか。

Q　最近、視界がゆがむのですが、白内障によるものでしょうか？

A

白内障になって「視界がゆがむ」ことはありません。

視界がゆがむ症状が見られるのであれば、眼底疾患の可能性が考えられます。

眼底疾患とは目の奥の網膜や血管に関わる病気で、目の奥の黄斑《おうはん》と呼ばれる部分が加齢などによって変性したり、膜で覆われたりすることによって、視界がゆがむ、中心が暗く見えるなどの症状が現れる病気です。

視界のゆがみを感じたら、こうした病気の可能性がありますので、早めに病院を受診してください。

また、白内障とこれらの病気が併発しているケースもあります。

視力検査や眼圧検査に加え、眼底検査などを受けていただき、眼底疾患のなかのどの疾患かを診断し治療を開始します。そのあと、または同時に白内障の手術を受けていただくことになります。

Q　モノが二重にダブって見えるのですが、白内障によるものでしょうか？

A　白内障の可能性があります。

白内障でモノがダブって見えるのは、

- 水晶体の濁りによって網膜に鮮明な像が結べなくなっていること
- 水晶体が硬くなってピント調節がうまくできなくなっていること
- 水晶体の厚さが左右で異なることにより、モノの見え方が左右で異なっていること

など、いくつかの原因があります。

ダブって見える状態が続くようであれば、眼科を受診することをお勧めします。

Q　まぶしくて目を開けていられないことがあります。白内障でしょうか?

A　白内障の可能性は否定できません。

水晶体の縁の部分から濁りが生じる皮質白内障の場合、濁りの部分に光が入ると乱反射してまぶしさを感じるようになります。

皮質白内障の患者さんの7割くらいは、「まぶしい」ということで当院に来られます。検査の結果、白内障と分かって、「まさか自分が白内障とは思いませんでした!」と話します。

まぶしさを感じるようになってきたのであれば、白内障の可能性がありますので、眼科を受診することをお勧めします。

Q 片目だけ白内障のような症状が出ているのですが、片目だけが白内障になることもありますか？

A

白内障の症状が出ているほうの目が「外傷性白内障（＝ケガが元で起こる白内障）」になっている可能性が高いと予想されます。

というのも一般的な白内障は、基本的には片方の目にだけ発症するということはないからです。白内障のなかでも最もポピュラーな加齢性白内障の場合、多少の左右差はありますが多くの方が両目同じように進行していきます。

ですので、白内障らしき症状が出ているほうの目が外傷性白内障になっている可能性が高いです。

以前、症状が進んでいるほうの目にケガをしたり、ケガまではいかなくとも目を強くぶつけたり、ボールがぶつかったりした経験はありませんか？

ケガをした当時、病院で「今のところ、目立った症状はありません」と言われていたような場合でも、目を強く打ったときの衝撃で、徐々に水晶体が濁ってきてしまい、白内障を発症することがあるのです。

《外傷性白内障の手術》

・チン小帯が切れていると難しい手術になる

外傷性白内障を発症している人の場合、水晶体を包む袋（嚢）を支える役割をする「チン小帯」（図表４）という組織が外傷によって傷つき、切れて弱っていることがあります。チン小帯は糸状になっており、トランポリンがたくさんのケーブルで「ベッド」と呼ばれる部分を支えるように、水晶体を支えています。トランポリンのケーブルのうち相当数が切れてしまったら、もはや「ベッド」を支えることはできません。

同様にチン小帯が切れている状態だと、濁った水晶体を取り除いて人工眼内レンズを代わりに入れる際、その眼内レンズを入れる嚢を支えるはずのものが「ない」ということなのです。

［図表4］チン小帯

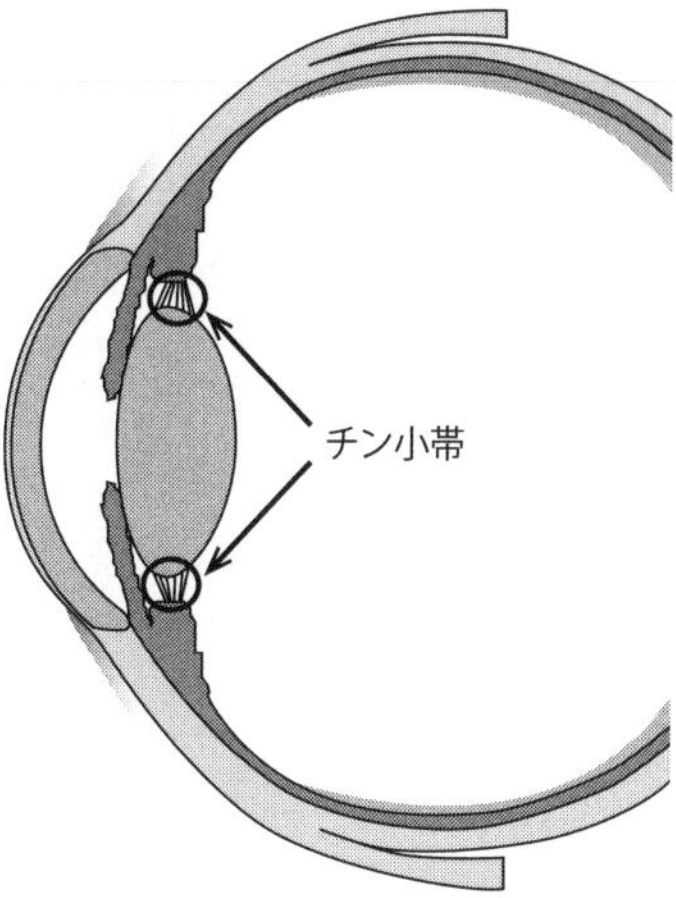

そうなると白内障手術の難易度が一気に高くなります。

というのも、人工眼内レンズを入れる際、目の奥に落下させてしまう可能性が高くなるからです。

それを防ぐために嚢を目の中に固定するCTR（水晶体嚢拡張リング）と呼ばれる装置を使うのですが、この装置を扱うことのできる眼科医は日本眼科学会の定めた講習を受講した医師に限られているため、「どの病院でも行える」というものではないのです。

もし、CTRを扱うことのできない眼

科クリニックで手術を受けて、人工眼内レンズが目の奥に落ちてしまった場合、手術の形式が白内障手術から硝子体手術に切り替わります。

眼科の専門領域は細かく分かれているため、白内障の手術を行える眼科医が、目の奥の領域である硝子体手術もできるとは限りません。

すぐに別の病院で硝子体手術を行えればいいですが、受け入れ先がないと水晶体も人工眼内レンズもないまま、目が見えない状態で白内障手術を切り上げられてしまいます。

こうしたトラブルを未然に防ぐためにも病院選びは慎重にしたいものです。

片方だけに白内障の症状が出ている方は、

・外傷性白内障かどうかを確認する

↓

・外傷性白内障と診断されたら、ＣＴＲを扱うことができ、さらに硝子体手術もできる眼科を探し出す

というように、クリニック選びを慎重にされたほうがいいでしょう。

Q 白内障の症状はないのですが、白内障と診断されました。治療は必要なのでしょうか？

A 治療の必要があるかどうかは、本人が「日常生活に不自由を感じているか・感じていないか」によります。

白内障の根治的な治療方法は手術以外にありません。点眼薬で進行を遅らせる方法もありますが、根治的療法にはなり得ないのです。

まだ日常生活に不便がない状態だと、手術をする決心がつかないということもあるでしょう。

でも、もしも日常生活の特定のシーンで「目がもっとよく見えたらいいな」と思うことがあるのであれば、迷わず手術を受けることをお勧めします。

早くに白内障手術を受けるメリットの一つは、白内障が悪化してから手術する場合に起こり得るリスクの回避です。

白内障は誰もがかかる病気です。早い人で30代から発症し、80代にはほぼ１００％の確率で罹患します。発症してすぐ失明するような病気ではありませんが、進行すると目が見えづらくなるだけでなく、手術前検査や手術そのものが難しくなったり、合併症が起きやすくなったりします。また、長く放置すると緑内障などほかの病気を併発する可能性もあります。

最近ではそうしたリスクを踏まえて「いずれ手術するのであれば、早いうちにすませてしまおう」と決断する人が増えてきました。

もう一つ、早期に白内障手術を受ける人が近年になって増加した背景には、多種多様な多焦点眼内レンズが出てきたことがあります。

多焦点眼内レンズは簡単にいうと、遠くも近くも見えるようになる遠近両用タイプの眼内レンズです。それまでメガネやコンタクトレンズで老視を矯正していた人も、多焦点眼内レンズを用いた白内障手術を受ければ、メガネやコンタクトレンズなしの裸眼で不自由のない生活を送ることができる可能性が非常に高いのです。

また老視だけでなく、近視・遠視・乱視といった症状にも対応できるため、まだ老視が始まっていない30代の方が手術を受けるケースも少なくありません。

多焦点眼内レンズを用いる白内障手術を受けて、早いうちに治療することで「よりよく見える目」を手に入れて、生活をより快適にすることができるのです。

［第3章］

「病院選び」と「早期治療」がポイント白内障治療のQ&A

白内障治療の概要について、薬や手術、病院・クリニックによる治療の違いなど、治療を受けるにあたって知っておきたいことを解説します。

Q 白内障は薬で治らないのでしょうか？

A 白内障を根治させるには、現在のところ手術しか方法はありません。白内障治療用の点眼薬やサプリメントも存在しますが、それらを使う目的は白内障の進行を遅らせることです。

例えば「白内障は発症しているが、視力が著しく低下したわけではないのでまだ手術はしたくない」という人がいたとしましょう。その場合は「グルタチオン製剤」や「ピレノキシン製剤」などの点眼薬を処方します。

グルタチオンは白内障が進行するにつれ、減少していく抗酸化物質です。それを補うグルタチオン製剤を投与すると、水晶体が濁る原因の一つである不溶性タンパク質の増加を抑えることができます。

またピレノキシン製剤は、白内障を引き起こす物質の一つであるキノイド物質の成長を抑制します。

いずれも白内障の進行をある程度は抑えることができますが、残念ながら、ひとたび濁ってしまった水晶体を元に戻すことはできません。

ちなみに「サプリメントで白内障を予防したり、治したりすることはできるのでしょうか？」と聞かれることがあります。

最近、目のエイジングに着目して開発されたサプリメントが発売されました。白内障は何度も言うように加齢性の変化ですので、加齢性の変化を予防できるサプリメントを使用することで、白内障だけでなく、眼精疲労や老眼などの予防もできます。「目全体のアンチエイジングをサポートするもの」と考えてみて、試していただくのも良いでしょう。

また、「根治治療は手術しかない」と言うとネガティブに聞こえるかもしれませんが、反対に「手術さえすれば治せる病気」が白内障とも言えます。国内だけで年間１４０万件ものの手術が行われている現在の状況が、白内障の手術に対する信頼性を如実に表しているのではないでしょうか。

日々進歩を続ける眼内レンズがますます多様化し、今や白内障手術は「白内障の根治」だけでなく、より明るく、より快適な視覚をもたらしてくれる「目の若返り」の手術になりました。

Q　白内障手術にはどんな種類がありますか？

A　白内障手術は、大きく3つに分類されます。

①保険診療の手術

健康保険組合や国民健康保険など、一般に「健康保険」と呼ばれる公的医療保険が適用される手術です。かかった医療費のうち、自己負担分である1～3割を支払えば受けることができます。

最もコストが低く、誰でも手の届きやすい手術ですが、手術に用いる眼内レンズは「近く・中間・遠く」のうち一点にしか焦点が合わない単焦点眼内レンズのみになります。

②自由診療の対象となる手術

厚生労働省から認可を受けている国内承認レンズと、認可を受けていない未承認レンズのすべてのレンズから選択でき、さらに手術の方法もレーザー手術も含め自由に選択可能であり、手術の全額を自己負担するのが自由診療です。

未承認レンズについては、日本国内では未承認ですが、性能や安全性についてはヨーロッパやアメリカで十分に証明されていますので、安心して手術に用いることができます。

当院では自由診療でオーダーメイドレンズを使った手術を行っているので、既存のレンズが目に合わない方でも、ご自分の目にぴったり合った最適な人工眼内レンズを入れることができます。

③選定療養の対象となる手術

基本的には①の保険診療と②自由診療を組み合わせて行うことはできませんが、例外的に組み合わせた治療が可能とされているのが、2020年4月にスタートした「選定療養」です。

これまで、健康保険で受けることができるのは単焦点レンズの手術だけで、多焦点レンズを使った白内障の手術は、自由診療で受けていただくことになっていました。しかし、選定療養の対象となったことで、手術費用と単焦点レンズ相当額については健康保険が適用されるため、誰でも比較的安価に多焦点レンズの手術が受けられるようになりました。

ただし、手術方法と使用できるレンズには制限があります。

「選定療養」については、詳しくは第7章で説明します。

Q　白内障と診断されたのですが、手術は必要ないといわれています。本当でしょうか？

A

あくまでも推測になってしまいますが、「まだ手術は必要ない」と判断されたのは白内障が初期段階で、しかも白い濁りが水晶体の外側に発症した「皮質白内障」だったからなのではないかと思います。外側から混濁していく皮質白内障の初期段階は症状が現れにくいものです。

そのような場合、かつては「発症していても、日常生活で不便を感じなければすぐに手術する必要はない」という考え方をするのが主流だったからです。

・「白内障手術は高齢になってから」は一昔前の考え方

以前は、白内障手術で人工眼内レンズを入れる場合、一点にしか焦点の合わない「単焦点眼内レンズ」を使うのが主流でした。

つまり手術で水晶体を取り出すことによって、目のピントを合わせる機能も失われてしまうことから、「手術を受けるのは高齢になり、老視が進行したあとのほうがいい」と言われてきました。老視は加齢によって水晶体のピント調節機能が衰えた状態ですから、「すでに老視が進んでいる人なら、今さらピント調節機能を失っても大差はない」という理屈です。

・多焦点眼内レンズを入れれば、すぐに「若い目」を取り戻せる

現在は多焦点眼内レンズが発達し、老視の進行を待たずに白内障手術を行うケースが増えました。多焦点眼内レンズなら2点もしくは3点、さらには連続的に焦点を合わせたり、50㎝より先のすべての視界に焦点を合わせたりできるものもあります。

裸眼でも遠近両用のメガネやコンタクトレンズを着用しているときのようにピント調節機能を補うことができるようになってきました。

これらを総合的に勘案すると、早期に手術をして快適な目を手に入れたほうが、生活の質の向上という点で、大きなメリットがあるといえるのではないでしょうか。

Q 白内障はどこの病院でも同じ治療を受けられますか？

A

残念ながらどこでも同じレベルの治療が受けられるわけではありません。

日本では年間１４０万件以上の白内障手術が行われていますが、その精度や安全性はまちまちなのが実状です。

まず、白内障手術で用いる眼内レンズの種類が医療機関によって異なります。

公的な健康保険が適用される単焦点眼内レンズのみで手術を行っているクリニックが多く、当院のように単焦点眼内レンズのほか20種類以上の多焦点眼内レンズを用意しているクリニックはほとんどありません。また、多焦点眼内レンズの取り扱いがある施設でも、多焦点眼内レンズ＋単焦点眼内レンズ１～３種類というところが多いのが現状です。

・多焦点眼内レンズへの対応は医療機関によって大きく異なる

多焦点眼内レンズは現在も次々と新製品が登場しています。

レンズそれぞれで特徴やメリットが異なりますので、取り扱う眼内レンズの種類が多ければ多いほど、それぞれの患者さんにぴったり合ったレンズを選べる確率が高くなります。

一方、眼内レンズの種類が少ない眼科クリニックでは、視界がはっきりと見えるようにはなったけれども、「自分のいちばん見たい場所がはっきり見えない」など、手術後の目の状態に不満が残ったり、それ以前に強度の近視や乱視のある患者さんに対して「対応できない」と手術を断ったりする場合があるようです。

・多様なレンズに対応できるのは設備の整った医療機関だけ

また、多種多様な眼内レンズに対応するには、さまざまな設備が必要になります。とりわけ、最新の多焦点眼内レンズは多種多様なニーズに応えられるよう度数なども小刻みに分かれていますから、より精度の高い検査や手術を行わなければ性能を最大限に活かすことができません。

例えば事前の検査で、導入している検査機器によって計測の精度に差が出ることがあるのです。

あまり精度の高くない検査機器を使っている場合には、数値の誤差が眼内レンズの度数にズレを生み、せっかく手術しても期待どおりの視力を得られないこともあります。

・執刀医の技術力や経験値が患者さんの満足度に大きく関わっている

さらに言えば、白内障手術に関する知識や技術、経験値なども治療の質を左右します。

執刀した手術の件数は判断の目安の一つになります。

前述のように、眼内レンズは新しい機能をもつものが続々と開発され、かつては熟練した医師以外には不可能だった治療が、あまり経験がなくても行えるようになってきました。

しかし、眼科のような精緻な手術については、経験豊富な医師に任せたほうが安心です。

先ほど、外傷性白内障でチン小帯が弱っている場合の症例でもお話ししましたが、安全性の高いとされる白内障の手術であっても、その場で何が起こるかは分かりません。

熟練した医師ならば、なんの問題もなく解決できることであっても、経験の乏しい医師には手に負えないということも考えられます。

また、評判のいい熟練の医師であれば、検査機器や手術機器、人工眼内レンズに関する情報をすばやくキャッチして、導入する価値のあるものかどうか徹底的に調べる姿勢をもっているものです。

そして有用性と安全性を確信したあとは、それを活かすための勉強と練習を重ね、現場の治療に活かして経験を積んでいきます。しかし、経験はあっても、新しい情報を取り入れず、古い知識と経験のまま、10年前と同じような手術を行っている医師もいます。その場合、満足のいく結果が得られないことが多いように感じます。しっかりと手術前に見極めることが必要となります。

普段の目のケアも経験豊富で勉強熱心な医師に任せるのがいちばんいいですが、もし近所にそういう医師がいないのであれば、普段の目の病気はかかりつけの医師に担当してもらい、手術は別の病院で受ける、などするといいでしょう。

Q 日帰りでもできる手術があるというのは本当でしょうか？

A 現在、日帰りによる手術がスタンダードになっており、むしろ入院して手術を受けるほうが珍しくなりました。

認知症や精神疾患を抱えていたり、全身の状態が悪く術後の管理が必要だったりという方でない限り、日帰りで手術が受けられます。

Q　来院してからどれくらいで手術ができるのですか？　手術日は選べるのでしょうか？

A　まず来院してからどれくらいで手術ができるかは、手術を受ける医療機関によります。手術を予定されている医療機関に直接問い合わせてみてください。

医療機関によっては1日あたりの手術の件数を3件とか5件などと、限定しているところがあります。そのような場合では手術の予約が半年先、1年先になることもあるようです。

当院では、初診（検査含む）から最短で3日後に手術を受けていただける体制になっています。術前3日間は患者さんにご自分で点眼をしていただく「事前点眼」が必要なためです。

ただし緑内障の発作で急激に眼圧が上がり、失明の危険がある場合や、網膜剥離など緊急事態の場合は、初診の当日または翌日に手術を受けていただけることもあります。

なお、手術日が選べるかどうかについても、医療機関ごとに異なります。たいていの場合、手術をする曜日や時間帯が決まっているようです。空いている日で最短の日程を選ぶということになるのではないでしょうか。

当院でもいちおう手術の日を決めてはいますが、患者さんのご都合に合わせてフレキシブルに対応させていただいています。

そのため、手術のスケジュールを決める際、「いつがいいですか?」とお尋ねすると「えっ!? 私の希望で決められるのですか?」と驚かれることがあります。

Q 単焦点眼内レンズを入れたのですが、見づらくて後悔しています。多焦点眼内レンズに入れ替えるのは可能でしょうか？

A 現在の眼内レンズを入れた直後から手術後6カ月くらいまでであれば、ほかの種類のレンズに入れ替えをするのは比較的容易です。

囊の中に入れた眼内レンズがまだ癒着・固定していない状態なので、簡単に取り出すことができるためです。ところがいったん入れた眼内レンズが固定されてしまうと、古いレンズを囊ごと取り出して新しいレンズを強膜内に固定することが必要になり、手術が難しくなってしまいます。

また強膜内に固定できる眼内レンズの種類が限られてしまうというリスクもあります。

別の方法として、入れ替えが難しい場合は、単焦点眼内レンズの上に多焦点眼内レンズを入れるアドオン手術も可能です。

どちらにしても、白内障の手術をしたけれども見え方に不満があるという場合は、なるべく早めに受診をして、治療を検討することをお勧めします。

Q 早めに手術することのデメリットはあるのでしょうか?

A もしすでに白内障を発症しているのであれば、早期に手術をすることによるデメリットは何もありません。

私も目の不調で来院され、白内障という診断を受けた患者さんから「私はまだ50代なので、手術をするには早いんじゃないですか?」などといったご質問を受けることがあります。そんなとき「白内障の手術は早くに受ければ受けるほど、快適にものが見える期間が長くなるので、むしろお勧めですよ」とお話ししています。

おそらくお友達から70代や80代の親御さん世代の方が白内障の手術を受けたというお話を聞いて、「そういう年代の人が受ける手術なのね」と思い込んでいるのでしょう。

手術を遅らせるのは、せっかく「よく見える目」を手に入れるチャンスが訪れたのに、それをみすみす失うようなもので、もったいないなあと思います。

Q　白内障手術の費用はどれくらいかかりますか?

A　白内障手術にかかる費用は、用いる眼内レンズの種類と手術の方法によって異なります。

単焦点眼内レンズの場合、全額が公的な健康保険の保険診療の対象になりますので、最も低コストで手術を受けることができます。

２０２０年12月現在の保険制度でいえば片目の手術代金は、１割負担の人なら1万２千円、３割負担の人なら3万6千円程度が目安になります。また、この場合は一連の流れをすべて医師の手で行うマニュアル手術になります。

多焦点眼内レンズを用いる白内障手術の場合、基本的には自由診療または選定療養になりますので、価格設定は医療機関や選択するレンズによりまちまちです。さらにレーザー手術を希望される場合、使用する眼内レンズの種類にかかわらず、自由診療になります。

Q 数年前に右目だけ白内障手術をしたのですが、今、左目にも白内障のような症状が出ています。同じ方法で治療をしたほうがよいでしょうか？

A すでに右目だけ白内障手術を受け、数年後の現在、左目にも症状が現れてきたという今回の場合、前回の治療方法や挿入した眼内レンズとは関係なく、ご希望に合わせた治療方法、眼内レンズを選ぶことができます。

もし右目に使ったレンズが多焦点眼内レンズであれば、左目も同じように多焦点眼内レンズを用いることで、両目とも近方も遠方もクリアに見えるように改善されます。

もし右目が単焦点眼内レンズであれば、左目に同じ見え方の単焦点眼内レンズを使う方法もありますが、これまでメガネを使っていた方の場合、多焦点眼内レンズを使うことによって、メガネなしで快適な生活を送ることが可能となります。担当の先生と相談してみることをお勧めします。

・左右で異なる焦点距離のレンズを使うのはお勧めできない

異なる焦点距離の単焦点眼内レンズを用いる方法は「モノビジョン法」といいます。両方の目の焦点を別々にすることで、遠くも近くもある程度見えるようになる可能性があります。これは健康保険適用の単焦点眼内レンズを用いつつ、疑似的に多焦点眼内レンズと同じ効果を生み出そうとする方法で、多焦点眼内レンズでも使用することがあります。

しかし実際は、あまりお勧めできる方法ではありません。左右の視力がずっと異なっている状態ですから、その見え方に慣れるまで相応の時間がかかります。またピントが合わず物が２つに見えてしまいます。視神経を司る脳が混乱しやすくなり、そのせいで眼精疲労や頭痛がひどくなったという声も聞きます。

・白内障の手術は両目同時期に行うのが基本

ちなみに白内障で最も多い加齢性白内障は、ほとんどの場合、両目とも同じように進行していきます。したがって両目を同時期に手術する方法が一般的ですが、なかには左目と右目で進行具合が異なる患者さんもいらっしゃいます。できればそのようなケースも、両目とも同時期に手術することをお勧めしています。

というのも片方の目だけを手術すると、左右の目で激しい視力差が生じ、日常生活で不便を感じるようになり、またひどい場合は片方の目にズレが生じる斜視になってしまう可能性があるからです。

そうした事態を避けるためにも、白内障の手術は両目を同時に行うほうがいいでしょう。

［第4章］

緑内障・加齢黄斑変性・飛蚊症……白内障治療と関係する目の疾患のQ＆A

白内障治療と関係のある疾患は多々あります。すでに何か目の疾患を抱えている人はもちろん、過去の手術やケガが治療に関係することもあります。どんなことが治療に影響するのか、注意してみてください。

Q　老眼治療に白内障手術がいいと聞いたのですが、本当ですか？

A　本当です。

白内障手術の際、眼内レンズの選び方次第で老視を改善することができます。

老視は白内障と同じく、水晶体の加齢変化によって起こるものです。水晶体が硬くなって見るものにうまくピントを合わせられなくなり、特に近くのものが見えづらくなった状態が老視です。

つまり加齢で水晶体が「濁った」結果が白内障であるのに対して、水晶体が「硬くなった」結果が老視なのです。

白内障手術は、白内障によって濁り、老視で硬くなった水晶体の中身を取り除いて人工の眼内レンズに入れ替える手術なので、眼内レンズの選び方次第で老視も解消されるというわけです。

・多焦点眼内レンズを選択することで老視が解消できる

では、どのような眼内レンズを選べばいいのでしょうか。

眼内レンズは「単焦点眼内レンズ」と「多焦点眼内レンズ」の大きく2つに分かれます。水晶体の代わりに用いるのが単焦点眼内レンズであれば、遠方・中間・近方のうち一点にしか焦点を合わせることができません。近方に焦点距離を合わせれば、老視特有の「近くがよく見えない」という悩みは解消されますが、中間や遠方は見づらくなります。

それでは老視と同じように、「焦点距離を調節できない状態」になってしまいます。

したがって老視治療の効果を白内障手術に期待するなら、使用する眼内レンズを「多焦点眼内レンズ」に限定する必要があります。

・**焦点が多いレンズがお勧め**

多焦点眼内レンズには「2焦点眼内レンズ」と「3焦点眼内レンズ」、さらには50㎝より先のすべての距離に焦点を合わせることのできる「焦点深度拡張型眼内レンズ」の3種類がありました。しかし、最近では「5焦点眼内レンズ」や「連続焦点レンズ」など、焦点の多いレンズも増えてきました。

これらのうち最も「見えるようになった」と実感できるのが3焦点、5焦点、連続焦点レンズです。焦点深度拡張型眼内レンズは欧米では人気ですが、50㎝より手前が見づらいという弱点があります。日本人のライフスタイルには手元もよく見える3焦点、5焦点、連続焦点レンズのほうが適しています。これらのレンズは焦点の合う距離が幅広いため、メガネなしでも常にクリアな視界を手に入れられる可能性が高まります。

老視は年々進行しますから、そのたびに老眼鏡を買い替えなければなりません。度の合わない老眼鏡を使っていると疲れ目や頭痛を起こしやすく、本や新聞を読むのも億劫になりがちです。白内障と一緒に老視も治療できれば、そのような生活上の不便に煩わされることがなく、どんな距離にあるものでもすっきりと見える目を取り戻すことができます。

Q アトピーがあり、ステロイドを使っています。白内障になりやすいというのは本当ですか？

A アトピー性皮膚炎は、白内障を併発しやすい病気の一つです。

アトピー性皮膚炎の方のなかには、30代で白内障を発症する方も珍しくありません。早い方では20代でも発症することがあります。

アトピー性白内障の場合は、水晶体の嚢が混濁する「嚢下白内障」になることが多く、袋の前側が濁るものを「前嚢下白内障」、後ろ側が濁るものを「後嚢下白内障」といいます。

どちらも早い段階で中心部分に強い濁りが出るため、見え方の異常や違和感が現れやすく、進行が非常に早いという特徴があります。

なぜ、アトピーの方が白内障を併発しやすいのかは、現在のところ解明されていませんが、皮膚炎にかかっている時間が長いほど、また、頭部の皮膚症状が重いほど、白内障を併発する確率が高いことが分かっています。

このことから、ステロイド治療薬の影響や、かゆいために目をこすったり叩いたりすることが影響しているのではないかと指摘されています。

ステロイドが原因となる「薬剤性白内障」には、アトピーのほか、緑内障があります（P69参照）。

また、白内障を併発しやすい病気としてはアトピーのほかに、糖尿病があります（P90参照）。

Q　緑内障を併発しているのですが、白内障の治療は受けられるのでしょうか?

A　大丈夫です。受けられます。

緑内障は眼圧によって視神経が壊れていき、悪化すると視野が失われていく病気です。日本では失明原因の第1位となっている恐ろしい病気でもあります。

昔は緑内障の人は白内障の手術を受けられないとされていましたが、今はむしろ緑内障の治療に役立つことが分かってきました。

・目の中の水の通り道がふさがれて眼圧が上がる「閉塞隅角緑内障《へいそくぐうかくりょくないしょう》」の場合（図表5）

閉塞隅角緑内障は、目の中を満たしている「房水」と呼ばれる水分が排出される「隅角」という場所が狭まることで発症する緑内障です。

房水は一定量の産生と排出を繰り返して眼圧を一定に保っているのですが、隅角が狭まることによって次第に房水の排出路が細くなったり閉ざされたりするため、目の中の房水がきちんと排出できず、溜まる一方になってしまいます。

その結果、風船の中に水をどんどん入れていくと風船がパンパンに膨らむように、目の中も房水でいっぱいになって眼圧が上昇します。

眼圧が上昇すると視神経が障害を受けて機能しなくなり、そのせいで視野がどんどん欠けていくのです。

もし隅角が完全に閉塞してしまうと、急激に眼圧が上昇して「急性緑内障発作」を起こすことがあります。激しい痛みや吐き気を伴い、すぐに治療しなければ急速に視力が低下したり、最悪の場合、失明を招いたりする危険性があります。

このタイプの緑内障を治療するには、隅角を広げて房水を排出しやすくすることが重要です。

水晶体は加齢によってどんどん大きく厚くなり、眼球内で大きなスペースを占めるようになり、隅角を狭めていきます。

白内障手術ではその大きく厚くなった水晶体の中身を取り除き、代わりに眼内レンズを挿入しますので、水晶体が目の中で大きなスペースを占めることもなくなり、狭まっていた隅角が広がって房水の通り道を確保することができます。

［図表5］緑内障

開放《かいほう》隅角《ぐうかく》緑内障《りょくないしょう》・正常《せいじょう》眼圧《がんあつ》緑内障《りょくないしょう》

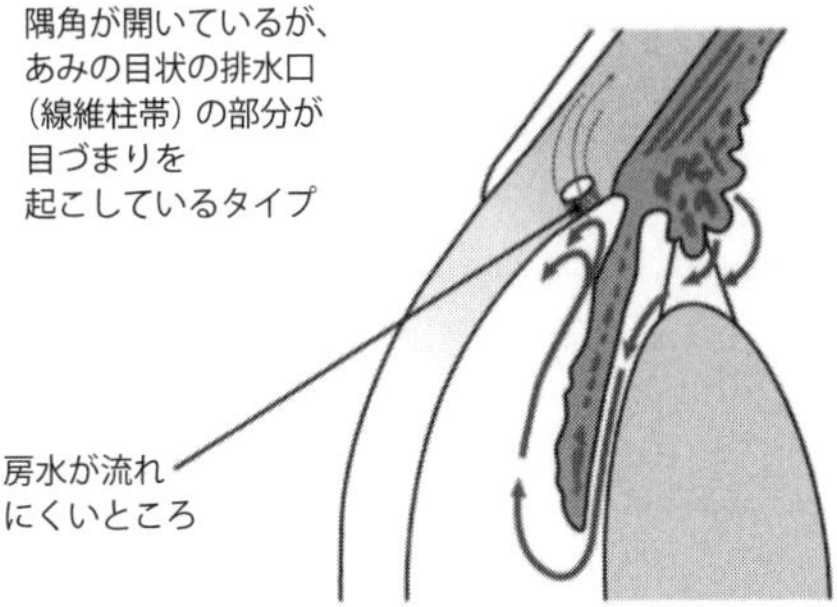

閉塞《へいそく》隅角《ぐうかく》緑内障《りょくないしょう》

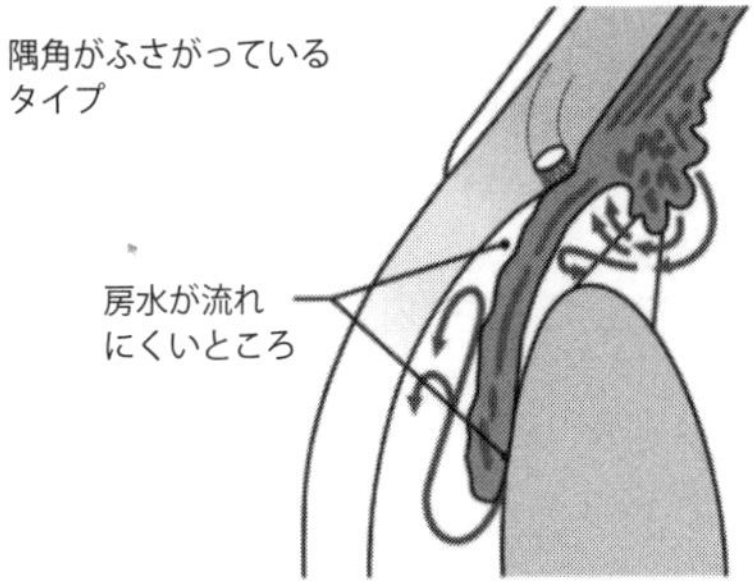

・開放隅角緑内障の場合（図表5）

閉塞隅角のみならず「開放隅角」と呼ばれるタイプの緑内障の場合でも、白内障の手術の際に一緒に眼圧を下げるための治療をすることが可能です。

一般的にはＭＩＧＳ（Micro Invasive Gulaucoma Surgery の略）＝低侵襲緑内障手術が行われています。低侵襲とは「眼に負担が少ない」という意味です。

緑内障が進む前に、早い段階で手術をして眼圧を下げておこうというもので、目の中の線《せん》維《い》柱《ちゅう》帯《たい》という部分を切開する方法がよく用いられています。

しかし、その場合、目の中で出血が起こって一時的に目がよく見えなくなってしまいます。

そのため当院では、より安全性の高い「アイステントインジェクトW」（図表6）というデバイスを使う方法を用いています。これはチタン製の器具（ステント）を2個、目の中に入れて、房水の通り道を確保する治療法です。

・アイステント、アイステントインジェクトWはごく一部の眼科でのみ行われている

アイステント、アイステントインジェクトW以外の低侵襲緑内障手術は医師であれば誰でも行うことができますが、アイステント、アイステントインジェクトWは日本眼科学会で特別な講習を受けた医師だけが行うことのできる治療法です。

白内障の手術と同時に行うことで健康保険が適用されるため、少ない自己負担で治療を受けることが可能です。

開放隅角緑内障の方は、検討されてみるとよいでしょう。

［図表6］アイステントインジェクトW

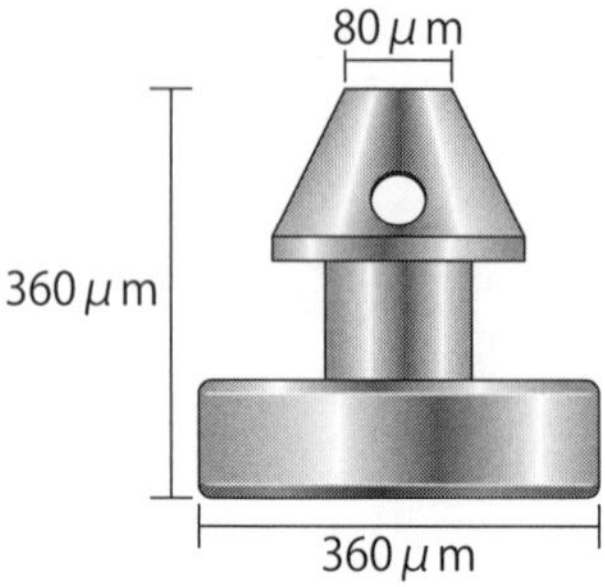

本体イメージ

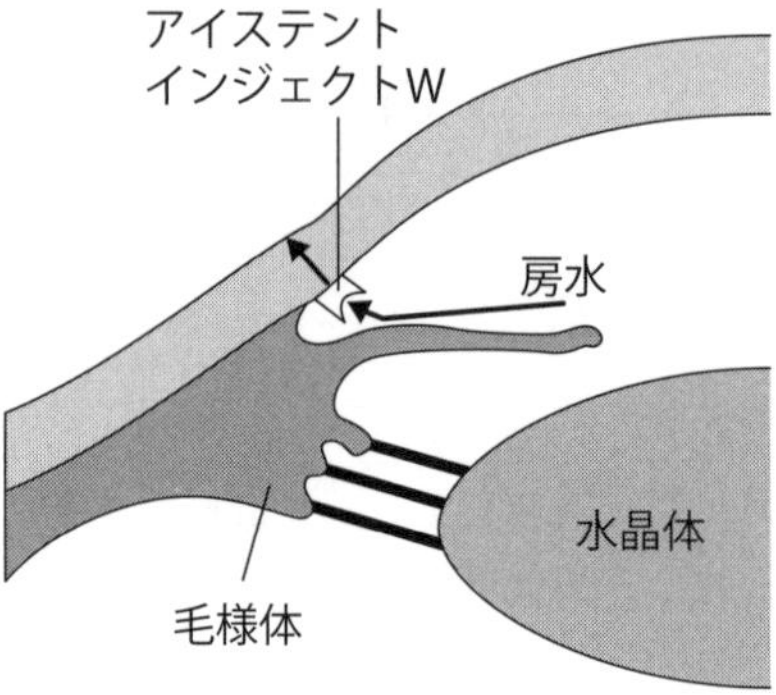

Q 網膜剥離の手術を過去に受けているのですが、白内障の手術はできますか?

A

網膜剥離の手術を受けた患者さんでも、白内障の手術をすることは可能です。

ただし、網膜剥離の手術にはいくつかの方法があるので、患者さんがどのような手術を受けたのか、事前に知っておく必要があります。

なぜかというと、患者さんが受けた手術によって目の中の状態が異なるので、白内障の手術の際に特別な対応が必要になることがあるからです。

網膜剥離の手術は以下の2つの方法で行われます。

1　網膜がはがれるのを防ぐために、眼球にバンドを巻く手術（バックリング手術）

この手術を受けると眼球周囲がバンドで圧迫され、その分、目の長さ（眼軸）が長くなります（図表7）。

例えば右目にバンドが巻かれている場合、左目と眼軸の長さが異なることが多いのです。

そこを考慮して慎重に眼内レンズを決めなければなりません。

2　硝子体を切除する手術（硝子体手術）

網膜を引っ張っている硝子体を切除して、網膜を直接、眼球に接着させる手術です。

この手術を受けていると、ゼリー状の硝子体そのものがなくなり、眼球内が水で満たされた状態になっています。

すると白内障の手術の際、水晶体が目の奥に沈んでしまうことがあり、難しい手術になる可能性があります。

あらかじめそのことが分かっていて事前準備ができていれば、こうしたリスクを回避することができます。


とはいえ、網膜剥離の手術を受けたことのある患者さんに「バンドを巻く手術でしたか？　それとも硝子体手術でしたか？」とお尋ねしても、患者さんご自身は分かっていないことが多いと思います。

そのため、網膜剥離の手術を受けた方で、別の医療機関で白内障の手術を受ける方は、網膜剥離の治療をした医療機関から紹介状をもらって行ったほうがいいでしょう。

私の場合は、紹介状を持ってきていただくのがベストですが、なかったとしても術後の経過をお聞きすると、おおよその見当は付きますし、詳細な診察で術後の傷口などを確認し、それで鑑別するようにしています。

なお、医療機関によっては網膜剥離の患者さんの白内障手術は、「一律お断り」にしているところがあります。あるいは網膜剥離の手術についてまったく考慮せずに白内障の手術をして、合併症を起こしたりすることもあるようです。

さまざまな症例を経験している医療機関・執刀医を選ぶようにしてください。

[図表7] バックリング手術

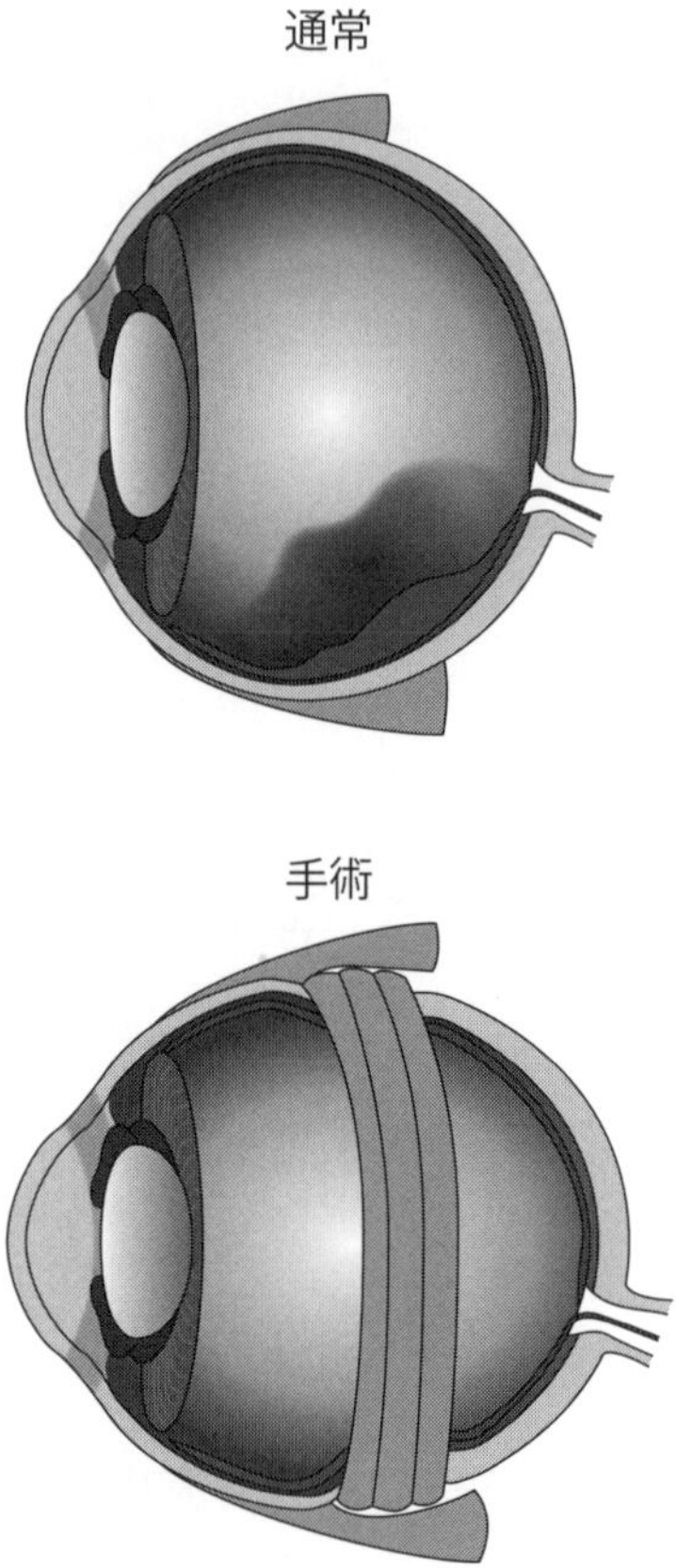

Q　乱視があるのですが、白内障の治療は受けられるのでしょうか?

A　もちろん受けられます。

乱視は「トーリックレンズ」という特殊なレンズを用いれば、白内障手術で矯正することができます。

また、当院では乱視矯正の精度を上げるために、「ARGOS」という検査機器を使用し、患者さんの乱視の状態を詳しく測定したうえで、眼内レンズの入れ方を決めています。

こうすることでトーリックレンズの効果が最大限に発揮されます。

ARGOSを使用して術前検査で最適なレンズを選択したら、術中サージカルガイダンス（目印になるようなもの／図表8）で正確な位置にレンズを固定します。

さらに当院では、ORA SYSTEM（p119参照）で術中計測して、より正確な位置にレンズを固定することで、トーリックレンズの効果が最大限出るようにしています。

乱視が強い場合は、患者さんの目の状態に合わせて作り上げるオーダーメイドのタイプのレンズが必要になることもあります。

［図表8］ サージカルガイダンス

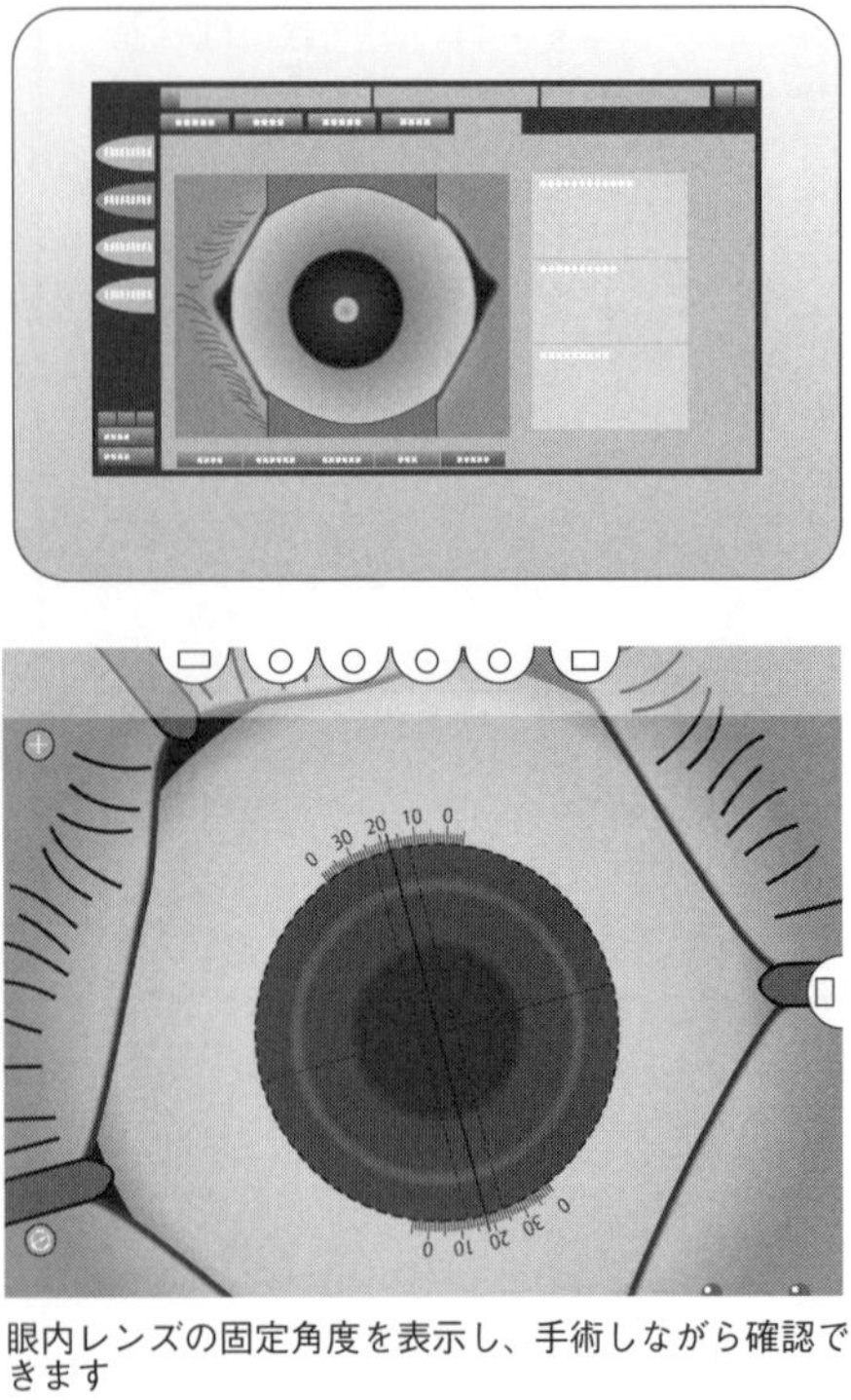

眼内レンズの固定角度を表示し、手術しながら確認できます

Q　強度の近視があるのですが、白内障を治療すれば治りますか？

A　強度近視の方が「他院で多焦点眼内レンズの白内障手術を断られた」と当院に来られるケースもよくあります。

当院では単焦点眼内レンズ、多焦点眼内レンズのいずれの手術でも強度近視を矯正することができます。

目は角膜から入った光が水晶体を通り、網膜に届いたところで像を結びます。近視の人の目は、網膜に届く手前に焦点が合っているので、網膜に鮮明な像を結ぶことができずに見えづらい状態になっています。

その焦点を網膜の位置まで調整するような眼内レンズを選択すれば、強度近視の人でも白内障を根治し、なおかつ視力を矯正することができるのです。

一般的なレンズだとぴったり合うレンズの度数がないため、「強度近視の患者さんには多焦点眼内レンズを使った手術はできない」という判断をしてしまうのでしょう。しかし、これは服を購入するときに大きいサイズだと特注になってしまうのと同じことですので、合うサイズのレンズさえあれば治療は可能なのです。

実際に「よく見えるようになると思っていた多焦点眼内レンズの手術を受けたのに、期待したほど見えるようにならなかった」という声も多いようです。


当院ではそのような不幸な結果を生まないように、最先端の検査機器で患者さんの目の状態を正確に測定して、幅広いラインナップの眼内レンズのなかから、最適なものを選べるような体制を整えています。

既製の眼内レンズで最適なものがなかった場合には、完全オーダーメイドの多焦点眼内レンズを発注することも可能です。

患者さんそれぞれの目の状態に合わせて最適なレンズを作製しますので、強度近視の方も安心して手術を受けられるうえ、手術後はメガネを使用せず、快適に日常生活を送られている方がほとんどです。

通常の多焦点眼内レンズと同じように日帰りで安全な手術を受けられますし、手術自体も短時間で終了します。

強度近視の方は長い間、メガネを手放せない生活に慣れてきたかもしれません。多焦点眼内レンズを用いた白内障手術を受ければ、メガネなしで過ごせる可能性が高まります。

強度近視などで医師に「既製の多焦点眼内レンズでは焦点をうまく合わせることができない」と言われた場合は、どんな目も対応できるオーダーメイドの多焦点眼内レンズという選択肢があることを思い出してみてください。

Q

ある眼科で白内障の手術を受けようとしたのですが、「昔、目にボールがぶつかるなどして、目を強く打ったことがありますか？」と聞かれ、「はい」と答えたら手術を断られました。どうしてでしょう？
目を強く打ったことがあると手術は受けられないのですか？

A

そんなことはありません。手術はできます。

まず、手術を断られた理由についてご説明します。

おそらく手術を断った医師は、目を強く打った経験があることで、「チン小帯が切れている可能性」を考慮し、「難しい手術になる」と考えたのではないかと思います。

・チン小帯が切れていると、手術のリスクが高くなる

チン小帯は水晶体を包む嚢を支える役割を果たしていますが、それが外傷によって傷つき、切れて弱っていることがあります。すると手術の際、水晶体が硝子体に落ちてしまい、手術の難度が上がってしまうのです。

チン小帯が切れている場合でも、水晶体が硝子体に落ちないように前述したCTR（水晶体囊拡張リング）を使えば手術は可能です。

CTRがあることを知っていて、使いこなしている医師を見つけて、手術を受けていただければと思います。

また、チン小帯が切れている範囲が多い場合、白内障の手術の際、少し触れただけでも水晶体が袋ごと目の奥にある硝子体に落ちるなどのリスクがあります。

すると硝子体の手術をしなければならなくなりますが、眼科の専門領域が細分化されている今、「白内障の手術はできても、硝子体の手術はできない医師」が多くいるというのが現状です。

おそらくその医師も、硝子体の手術経験がないために、そのような事態が起こったときのことを考えて断ったのではないでしょうか。

そのため、硝子体手術が可能な医師であれば、問題なく手術は行えます。

Q 数年前に、目を切って縫う治療をしていますが、白内障手術ができないというのは本当でしょうか？

A できないことはありません。

ただし、目の外傷を負った患者さんの手術と同様、目に切開創などの傷があると手術のリスクは高くなります。

目に切開創があるということは、目の内容物が一度外に出ている可能性があるということです。その内容物を元に戻して縫い合わせているため、再度、手術で目を切った際に合併症が起こりやすいのです。

そのため、医師が及び腰になっているということでしょう。

目はとても繊細な器官です。

例えば、腕や足などに縫わなくてはならないような切り傷ができたとしても、傷が癒えればその後に影響が及ぶことはまずありません。「なかったもの」としてしまうことができます。

ところがこと目の傷に関しては、たとえ治ったとしても「なかったもの」にはできません。なんらかの形で影響を及ぼします。

白内障の手術を受けたい場合は、さまざまなリスクに対応できる評判のいい医師を選ぶことが大切です。

Q 母が認知症なのですが、白内障のようです。手術を受けることはできますか？

A 白内障手術を行っている全国の医療機関を見ると、残念ながら認知症の患者さんの手術を「一律お断り」としている眼科が多いようです。

手術中にじっとしていることができないと、合併症を引き起こす危険性が高くなり、通常の局所麻酔ではなく全身麻酔で手術すると、患者さんの身体への負担が大きくなります。

特に高齢の患者さんの場合は大病院でも「全身麻酔はできない」と断られることがありますし、そもそも全身麻酔で手術を行ったことのない病院・クリニックが多いのもまた事実です。

しかし認知症を発症されていても、重症度にもよりますが、手術中に暴れたりするのでなければ、何も問題はないのではないかと私は思っています。

かつて私が白内障手術を担当した患者さんは、認知症の傾向のある85歳の女性でした。

付き添いでいらした娘さんによると、唯一の楽しみのテレビを観なくなり、食事も箸をうまく使えないので「目がよく見えていないのかもしれない」と気づいたそうです。

検査をしてみると、かなり進行した白内障でした。私は患者さんの検査中・問診中の様子や娘さんのお話から「手術の間も動かずにいていただけそうだ」と判断し、ご家族の希望どおり、通常の点眼式の局部麻酔で手術に踏み切りました。

患者さんは翌日からの定期検診にも元気で通院され、「よく見えるようになりました」と笑顔で言ってくださいました。手術を受ける前は、目がよく見えないことで生活が制限されていたようです。

高齢の方の場合、目の見え方が認知症の進行と深い関わりがあるとされています。身近な方が患者さんの日常の様子に注意を払い、「よく見えていないのでは?」と感じたら眼科を受診してみることをお勧めします。

手術や治療に応じてくれる眼科はまだ少ないかもしれませんが、この患者さんのように通常の方法で問題なく治療を受けられる方も多いはずです。

Q　糖尿病だと手術は受けられないのでしょうか？

A　かつては重度の糖尿病を患っている方の場合、血糖値が高く、免疫力が低下しているため手術を断られることがありました。

たとえ安全性の高い日帰り手術であっても、「切開創の治りが遅い」「化膿しやすい」「傷口から感染しやすい」などのリスクが考えられたためです。

しかし、白内障手術は日々進歩しています。当院ではわずか2・4㎜という極小の切開のみで手術を行います。血糖値の高い方でも感染症のリスクを抑え、安全に手術を受けられるようになりました。気軽な日帰り手術も可能です。

ただし血糖値が高い状態で手術を行うと、糖尿病網膜症の症状が進行する可能性があります。そのため血糖値が高い方は、術前の網膜症検査の評価や術後の経過観察を注意深く行うことが大切です。

網膜症が進行している場合は、目の状態にもよりますが、レーザー治療やステロイド薬、抗ＶＥＧＦ薬を投与する治療を行ってから白内障手術を実施することもあります。

また糖尿病性白内障の場合は、しっかりと事前に検査をして、合併症のリスクに備えた治療計画を立てることが重要です。

一般に加齢性白内障は進行が緩やかですが、糖尿病を患っている方が白内障を発症すると、若い方でも進行が早まる傾向にあります。特に症状が現れていなくても、急激に悪化する可能性も考えられるのです。

さらに糖尿病網膜症は、目の奥にある網膜の病気です。そのため白内障で水晶体が濁っていると、網膜をうまく観察できずに糖尿病網膜症が進行してしまう恐れがあります。仮に網膜に出血があったり膜が張ったりしてしまうと、そこから網膜剥離を引き起こすことも考えられます。また網膜剥離は失明を招く場合もあるため大変怖い合併症の一つです。

糖尿病網膜症の方は定期的に眼底検査を受けて、病気が進行しているか、異常が起きていないかなどを観察することも大切です。正確な眼底検査を行うためにも、白内障手術で水晶体の濁りを取り除いておくことが役立ちます。

Q 白内障の治療を受けると加齢黄斑変性にかかりやすくなるというのは本当ですか？

A そんなことはありません。安心してください。

加齢黄斑変性は、加齢によって目の「黄斑」が変性し、視界がゆがんだり、視力障害が起きたりしてしまう病気です。黄斑は網膜の中心部にあり、視細胞が集まって視力の大部分を出している部位です。

加齢黄斑変性は欧米では以前から失明原因の第1位になっている怖い病気ですが、白内障の手術によって誘発されるということはありません。

加齢黄斑変性の原因として紫外線暴露が指摘されています。

そのことから、

白内障　↓　水晶体が濁っているので紫外線が通りにくい？

白内障の手術後　↓　水晶体がきれいになり光が通りやすくなるので、紫外線も通りやすい？　↓　白内障の手術はやめたほうがいいのでは？と考える人がいるのだと思いますが、まったく見当違いな心配と言わざるを得ません。

ＵＶカット効果のある眼内レンズを入れることになるので、目にはむしろいい影響を与えることになります。

白内障も黄斑変性も加齢性の疾患なので、白内障になっている方は黄斑変性症になる可能性が高いのです。

一度、検査を受けることをお勧めします。

Q 白内障手術をすると飛蚊症の症状が強くなるというのは本当ですか?

A 白内障手術で飛蚊症が悪化することはありません。しかし白内障手術を受けた結果、症状が顕在化して気になってしまうことは考えられます。

飛蚊症は、目を動かすと一緒に黒い点や線などが動いて見える症状を指します。黒い虫が眼前を飛んでいるように感じるため、この名がついたといわれています。

白内障手術を受けると、一時的な炎症で飛蚊症を感じやすくなることがあります。この場合は術後数日で自然に症状が収まりますので心配はありません。

もう一つ、「もともと飛蚊症があったのに、手術前は白内障で目が霞んでいたので気にならなかった」という場合もあります。こちらは長引くようなら軽視せず、眼科で原因を探してもらいましょう。

というのも網膜剥離や網膜裂孔など、深刻な病気の初期に飛蚊症が起きることがあるからです。白内障手術後の定期検診の際、主治医に症状を伝えて相談することが必要です。

［第5章］

短時間で痛みなく終わる！
白内障レーザー手術のQ＆A

ここでは、白内障手術について、より詳細に紹介していきます。最新の手術方法について理解を深めていきましょう。

Q　手術は痛くありませんか?

A　まず、白内障の手術では局所麻酔を施しますから、痛みを感じることはほとんどありません。

しかもその「局所麻酔」も皆さんが通常イメージされる「注射によるもの」ではありません。よく「目に注射針を刺されるなんて想像しただけで怖い」という声を聞きますが、大丈夫です。白内障の手術の麻酔は、注射ではなく、「点眼麻酔」＝目薬のように差す麻酔なので、安心して受けていただけます。

Q　レーザー手術のメリットを教えてください。

A

レーザー手術の最大のメリットは、手術が正確で安全性が高いという点にあります。

当院で導入しているレーザーメスはフェムトセカンドレーザーを使用した「ＬｅｎＳｘ」というものです。

フェムトセカンドとは「１０００兆分の１秒」のことで、それくらい短い時間で正確な位置に水晶体を出し入れする傷口（切開創）を作ることができることを意味しています。

短い時間で手術ができるということは、それだけ目への負担が少なく、合併症などを起こすリスクが低くなるということです。

従来のメスで切る手術に比べて、傷口の治りが早いという点においても、安全性の高い手術といえます。

さらにレーザーを使用することで、術前の手術プランどおりに１㎜の誤差もなく、正確な手術が可能となりますので、屈折誤差のない、安全で精度の高い手術ができるというところも、大きなメリットになります。

Q レーザー手術とはどんなものですか？

A 当院で使用しているＬｅｎＳＸに関していえば、１０００兆分の1秒単位という超短時間のレーザーを連続的に照射することで角膜を切開し、水晶体の前側に丸い穴を開け、水晶体を細かく砕くところまでの一連の作業をすべて自動で行うことができます。

従来の白内障手術は、医師がメスを使って角膜を切開し、そこに器具を入れて水晶体の前側に丸い穴を開け、さらに水晶体を別の器具を使って砕く、という作業をすべて手作業で行っていました。

それに比べると、ＬｅｎＳＸを使った手術では、一連の作業を正確に安全に行うことで、目の負担も軽減し、さらに合併症を防いだ手術が可能になりました。

Q 手術にはどれくらいの時間がかかりますか?

A

白内障の手術は、あっけないほど早く終わります。

手術時間の平均は、片目10分、両目で20分。日帰り手術になります。

術後はすぐに目を開けることができますから、手術後、帰宅するときには「劇的に目の見え方が変わっている」のです。

手術を受けた多くの方が、その変化に驚いています。

40代で白内障になった私の患者さんは、診断結果を伝えたとき、涙を浮かべてとても悲しそうな顔をしました。かすみ目の自覚があって来院しただけだったので、まさか自分が白内障とは思っていなかったようです。

しかし、白内障の手術が終わったとき、それまでの暗い表情が一変し、ほっとした様子で「実は白内障の診断を受けたとき、〝もう私はおばあちゃんになってしまったのか〟とショックだったんです」と話してくれました。

手術後には、住んでいる世界が変わったのかと思うほど、劇的に見え方が改善し、テレビもクッキリ見えるとニコニコしていらっしゃいました。さらには、もともとの近視に対してもメガネがいらなくなり、今まで以上に生活がしやすくオシャレも楽しくなったそうです。

白内障の手術は、その手法も水晶体の代わりに入れる人工の眼内レンズも「すさまじい」といえるほどの進化を遂げています。

Q　手術をすれば、その後、視力は悪くならずにすみますか？

A　一度白内障手術を受けると、ほかの病気にかからない限り、生涯にわたってクリアな見え方を維持できます。

　視力の低下は、加齢により水晶体が濁るだけでなく、硬くなったり大きくなったりすることで、屈折を変えてしまうことが原因になります。白内障手術で、濁ってしまった水晶体の中身を取り出して、人工のレンズを入れることで、視力低下を防ぐことができるのです。

・後発白内障で目が見えにくくなることも

　視力が悪くなったとしたら、眼内レンズを固定するために残している水晶体の袋が濁る「後発白内障」を発症している可能性があります。

　後発白内障は一定の確率で発症する症状ですが、治療は極めて簡単です。レンズを入れ替える必要はなく、レーザーで濁った袋を破り、目に入る光の通り道を作ることによって、再び視力が回復します。

・ほかの目の病気の可能性も

なお、この項目の最初で触れたように、白内障の手術後に視力が低下した場合には、ほかの目の病気を発症している可能性があります。

なるべく早く眼科で診察を受けるようにしてください。

Q　手術で対応できない白内障はありますか？

A　基本的に、手術ができない白内障はありません。

例外として、先にも挙げた加齢黄斑変性や黄斑前膜、黄斑円孔といった黄斑疾患や緑内障を併発している場合、眼科によっては技術的に手術ができないケースがあります。こうした病気は、白内障と同じように加齢によって発症しやすい病気なので、白内障との併発が多く見られます。

眼科で行われる手術には、白内障手術以外に、緑内障手術、硝子体手術、眼瞼《がんけん》手術などがありますが、それぞれ専門が異なっているため、複数の手術を行える眼科医というのは、実はとても少ないのです。

また併発した病気があり、その病気の手術も白内障手術と同時に行ったほうがいいケースや、外傷によってチン小帯が切れているなどのケースでは、難しい手術になるということで断られてしまう場合もあります。難しい症例の場合は、あらゆるケースに対応できる経験豊富な眼科医がいる病院・クリニックでの受診をお勧めします。

Q 片目だけ手術するのと、同じ日に両目一度に手術するのとでは、リスクは異なりますか？

A

片目だけ手術するのと、同日に両目を手術するのでは、リスクに差はありません。

患者さんのご希望に合わせて、いかようにも対応することができますので、安心してください。

しかし、両目を同日に手術した場合は、手術当日から眼帯ではなく保護メガネを使用していただくため、その日から術後の目薬も開始になりますので、ご注意ください。

Q 白内障手術でよく起こる合併症にはどんなものがありますか?

A 現在は白内障手術による合併症はほぼなくなっています。

とはいえ、可能性がゼロというわけではありません。

最も重篤な合併症として知られるのが、「感染性術後眼内炎」です。手術直後は問題がないのに、術後３～７日後に見え方が鈍くなり、強い痛みやひどい充血が起こった場合は、菌が目の中で増殖してこの病気になっている可能性があります。治療が遅れると失明の危険性もあるので、白内障手術後に目に変化があれば、早急に病院・クリニックに相談してください。

ほかにも、手術中に起こる合併症として水晶体嚢が破れる「破嚢」、水晶体嚢を支えている部分が弱くなり破れてしまう「チン小帯断裂」、術後に起こる合併症として「眼圧の上昇」「網膜剥離」「角膜混濁」「眼内レンズの位置ズレ」なども考えられます。

また、手術後時間が経ってからの晩期合併症として注意したいのは「後発白内障」。これは眼内レンズを入れた水晶体後嚢が再び混濁して起こる症状です。
この場合、レーザーで水晶体嚢を破れば透明に戻りますので、ご安心ください。

Q　眼内レンズの度数が合わないことがあると聞いたのですが、本当ですか？

A　当院では経験がありませんが、一般的に眼内レンズの度数が合っていなかったために、白内障手術をしたあと期待どおりの視力が出なかったことがあると聞いたことがあります。

このような状況を「眼内レンズの度数がズレる」と表現します。

眼内レンズの度数は通常、眼軸長（眼球の奥行きの長さ）と角膜の曲率（カーブの度合）を計測して決めます。これらの数値に眼内レンズの度数計算式を当てはめ、度数を算出して決定するのです。

しかし、この方法では計測にわずかでもズレがあると、それが眼内レンズの度数のズレに直結してしまいます。

また、患者さんがドライアイになっていたり、コンタクトレンズを着用したりしているまたはレーシックの手術を受けていることが同様のズレを引き起こす原因になっていることもあります。

当院ではこのようなことがないように、ＯＲＡシステムを使用し、術中に再度目の計測を行い、最適なレンズ度数を決めて挿入することが可能ですので、一度も度数ズレを経験したことがありません。

・不正乱視を見抜けない、正確な計算ができていないことが原因

眼内レンズの度数が重要なことは眼科医なら誰でも分かっていますから、ズレを防ぐために何度も細心の計測を繰り返します。

それでもズレが生じてしまうのは、白内障手術のための検査では不正乱視を見抜くことができなかったり、角膜の曲率が大き過ぎるときや小さ過ぎるときは計算式が合わなくなったりすることがあるからです。

計算式は通常の眼球を想定して作られているため、その範囲を超える眼球では計算が合わなくなりやすいのです。

・レーシック手術を受けた人は要注意

特にレーシック手術を受けた人の角膜は、通常の角膜とは形状がかなり異なっています。レーシックはレーザーで角膜を削ることで近視を矯正します。

患者さんがレーシック手術を受けたことを知らずに白内障手術を行うと、必ず遠視になってしまいます。

これまでご説明したことに「自分もそうかもしれない」という心当たりのある方は、度数ズレが起こる可能性があります。当院のように詳細な検査と、知識と経験の豊富な医師による診断で度数ズレを防ぐことができます。そのような医師を選んで執刀してもらうようにしてください。

Q 「The Cataract Refractive Suite」（CRS）とはどういう治療なのでしょうか?

A

CRSとは特定の治療法ではありません。

スイスのアルコン社が、手術機器や眼内レンズに特化して研究・開発し、世界の白内障手術のあり方を根本から変えた最先端のシステムのことを略してこう呼んでいるのです。

CRSは手術後の患者さんの見え方に対する高いニーズに応えるために開発された一連の手術行程のことで、特に多焦点眼内レンズの性能を引き出すための手術の術式、レンズの選択、乱視矯正を行うための適切な切開やレンズの固定位置など、医師の手技だけでは難しい高い精度が求められる場面で活躍します。

具体的には、以下の5つの機器の総称です。

①適切な切開位置とレンズの位置をガイドして手術の精度を上げる「ＡＲＧＯＳ（アルゴス）」

手術前の検査から術中まで、乱視状態を正確に把握することにより、より高度な乱視矯正を提供できる機器です。これまでは、レンズの固定位置を正確に記録するために、直接目にペンで印をつけていた医師もいましたが、ＡＲＧＯＳを使用すれば、強膜の血管や虹彩の特徴などを記録して追跡してくれるので、手術中の軸のズレを補正して、正しい切開位置やレンズの位置をガイドしてくれます。

多焦点眼内レンズを使用したり、乱視矯正を行ったりするような高い精度の技術が求められる白内障手術では、なくてはならない機器となっています。

この機械は以前、ＶＥＲＩＯＮという名前の機械でしたが、眼軸の長さを測定できるＡＲＧＯＳという日本製の機械と合体し、名前もＡＲＧＯＳと変わりました。眼軸も含めた目の詳細な情報を取得することで、今まで以上に精度の高い手術が実現可能となりました。製造は日本で行われています。

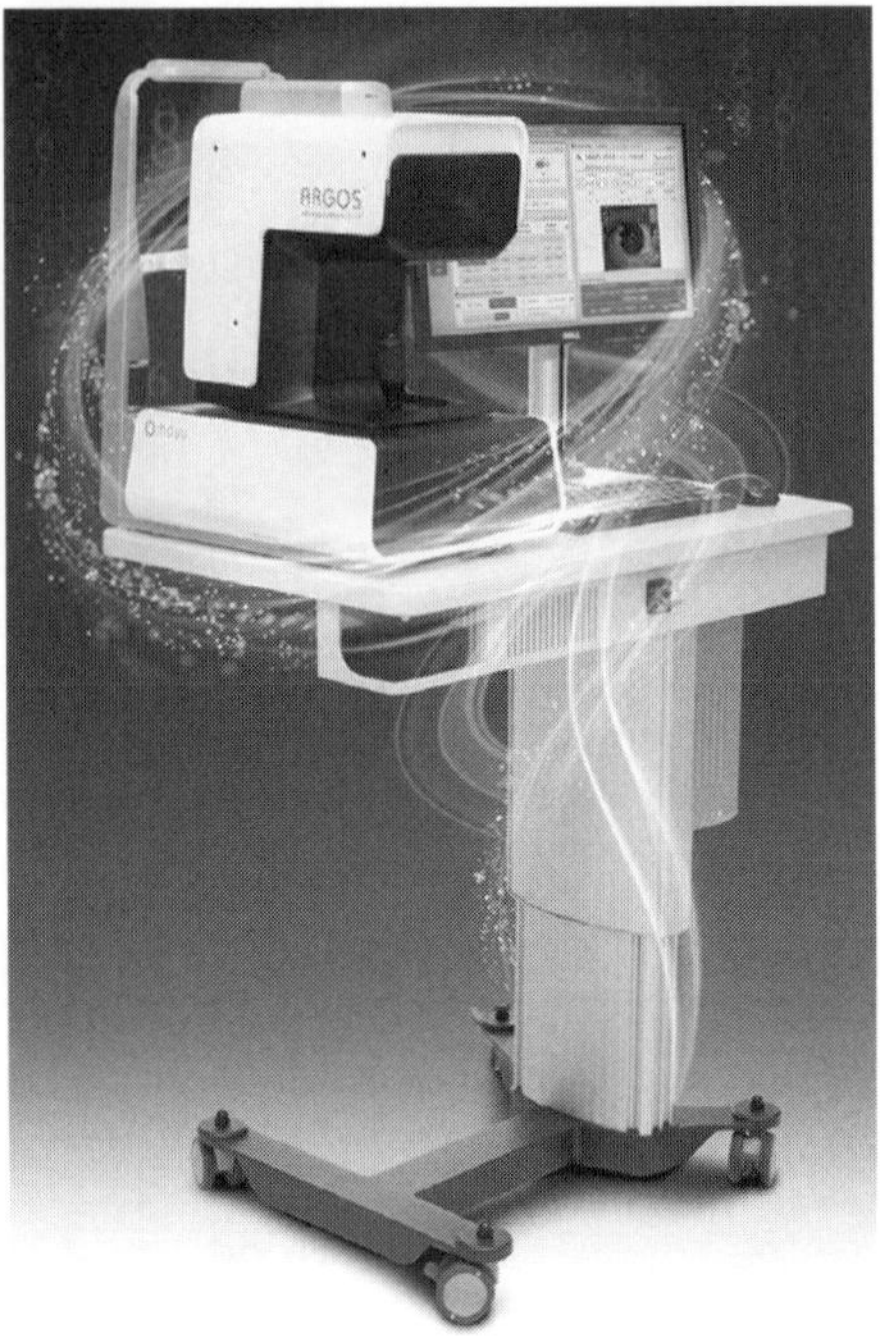

ARGOS（アルゴス）

②高精度のレーザー白内障手術を実現する「ＬｅｎＳｘ（レンズエックス）」

最先端技術の「フェムトセカンドレーザー」による白内障手術をするために、欠かせない次世代型のメスといえる手術機器です。

医師の手で手術のすべてを行うマニュアル手術に対して「角膜に切開創を作る」「水晶体の袋の前側（前嚢）を丸く切開する」「水晶体を細かく砕く」という３つの行程をこの機器を使ってできるようになりました。

正確に手術を行えるので、ミスを防ぎ、１㎜の誤差もない正確な手術が可能となりました。またメスなどの器具が直接触れることが少なくなるので、細菌感染など合併症のリスクも大幅に軽減されました。

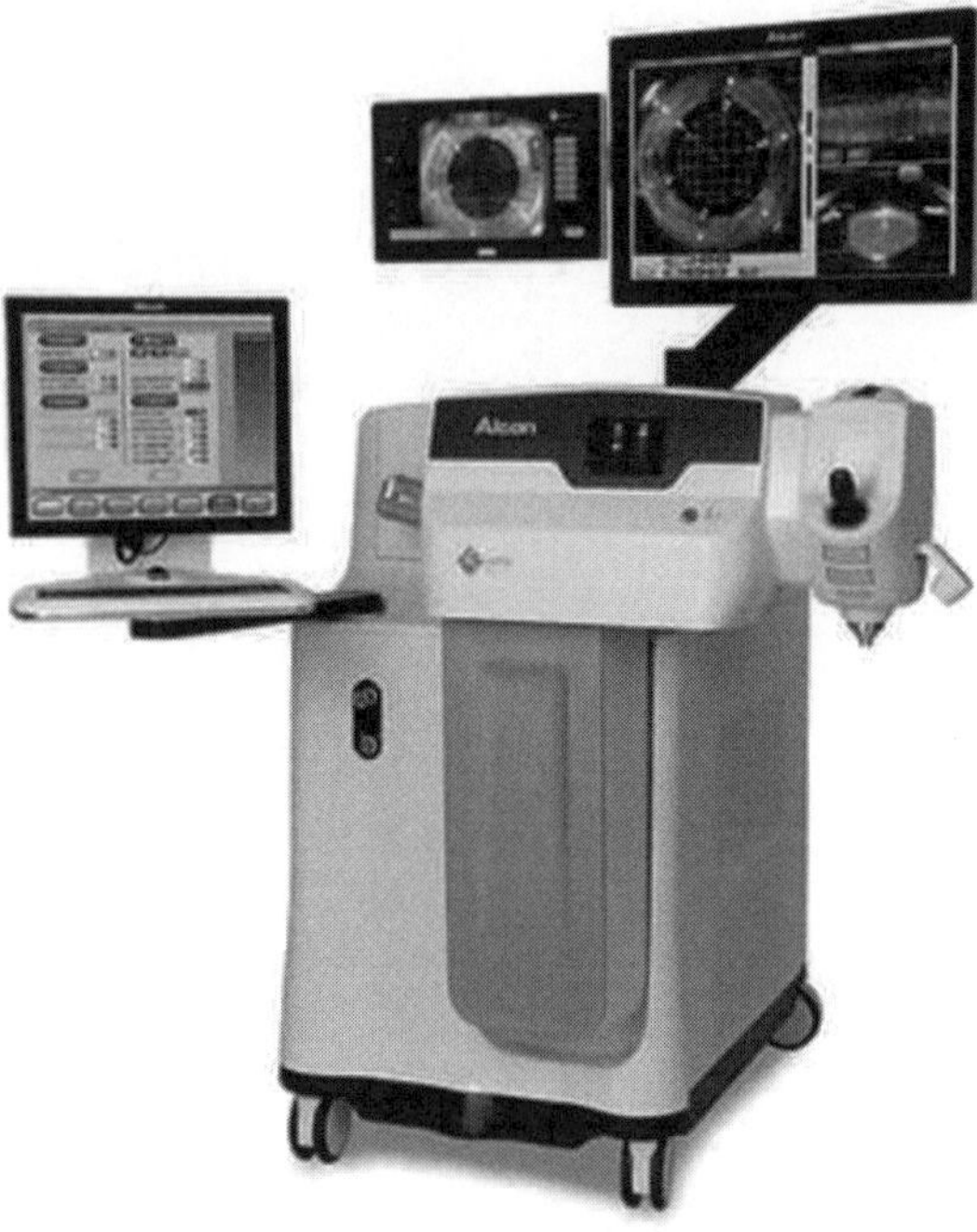

LenSx（レンズエックス）

③白内障手術の全行程で各機器をサポートし、精度を上げる「ＬｕｘＯＲ　ＬＸ３（ルクソール　エルエックス３）」

視軸に沿った広い領域に光を提供する眼科用顕微鏡です。

常にＬｕｘＯＲ　ＬＸ３が光を照らすことで、手術中の眼構造データを表示し、ほかの手術機器をサポートします。

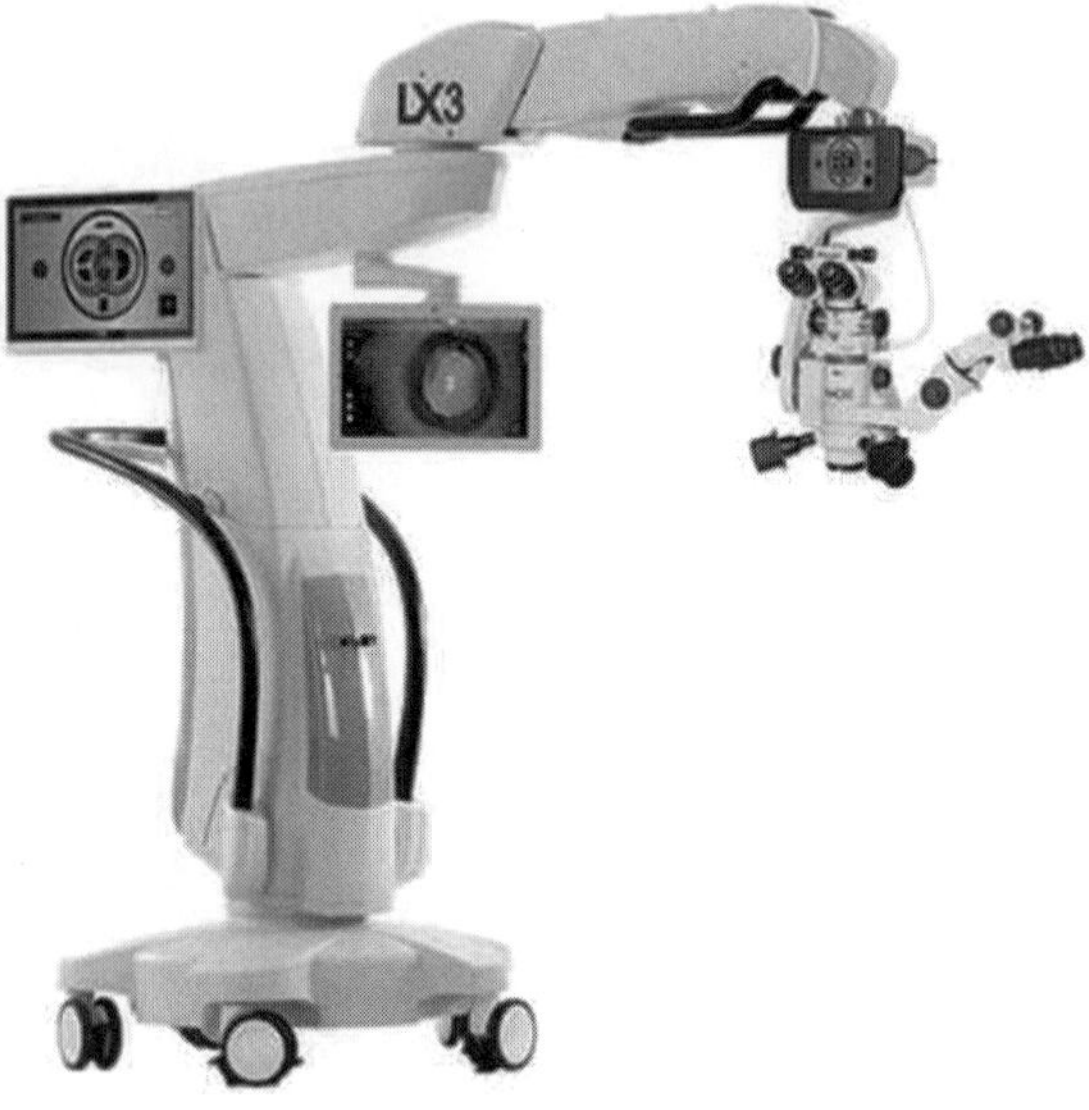

LuxOR LX3（ルクソール　エルエックス3）

④手術中の眼内圧変動が低減され、合併症のリスクを抑える「CENTURION（センチュリオン）」

水晶体を超音波で砕き、乳化して吸引する機器です。

手術中は眼内圧が上下して、合併症のリスクが高まりますが、この機器によって目の中に灌流液を注入し、眼内圧を一定に保つことで安全な手術が可能となります。

さらに同時に「ＡＣＴＩＶＥＳＥＮＴＲＹハンドピース」を使用することで、より手術中の眼内圧の変動を抑えることができ、術中合併症を防いで、目に優しい手術が可能となります。

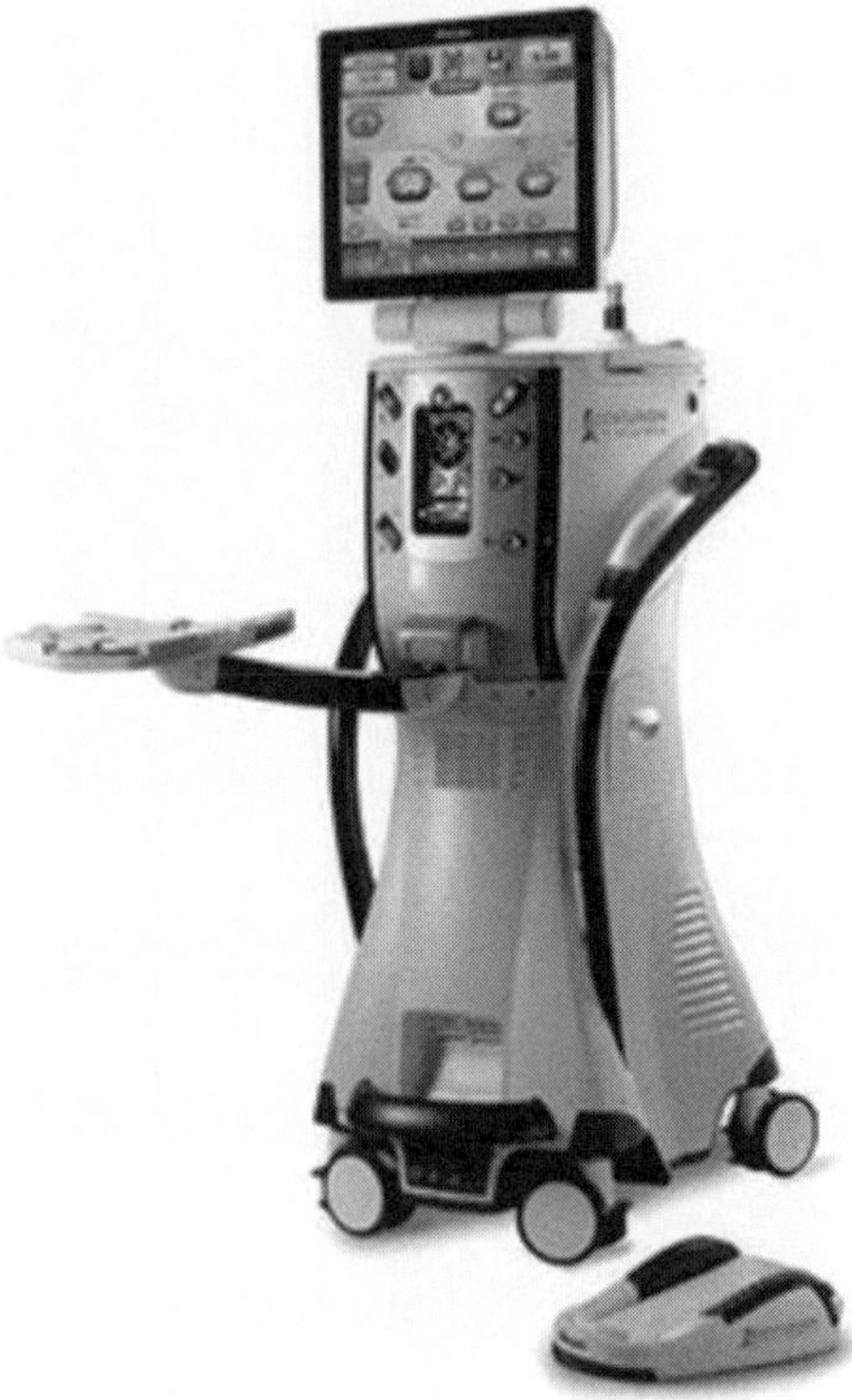

CENTURION（センチュリオン）

⑤最適なレンズ度数を手術中に分析してくれる「ＯＲＡ ＳＹＳＴＥＭ ｗｉｔｈ ＶＬｙｎｋ（オラ システム ブイリンク）」

白内障治療では水晶体の濁りを取り、眼内レンズを挿入しますが、手術中の目の変化で、術前設定度数にわずかな誤差が生じることがあります。

特に多焦点眼内レンズや乱視矯正用眼内レンズでは、このわずかな誤差が術後の結果に影響を及ぼすことがあります。

この機器によって、術中にリアルタイムで最適な眼内レンズ度数および固定位置を診断、選択でき、わずかな差を極限まで減らすことができます。

それにより、術後の見え方の満足度をさらに高めることができます。

以上5つの機器を紹介しましたが、これらの最新機器を使用し、高精度でミスのない手術ができるのです。

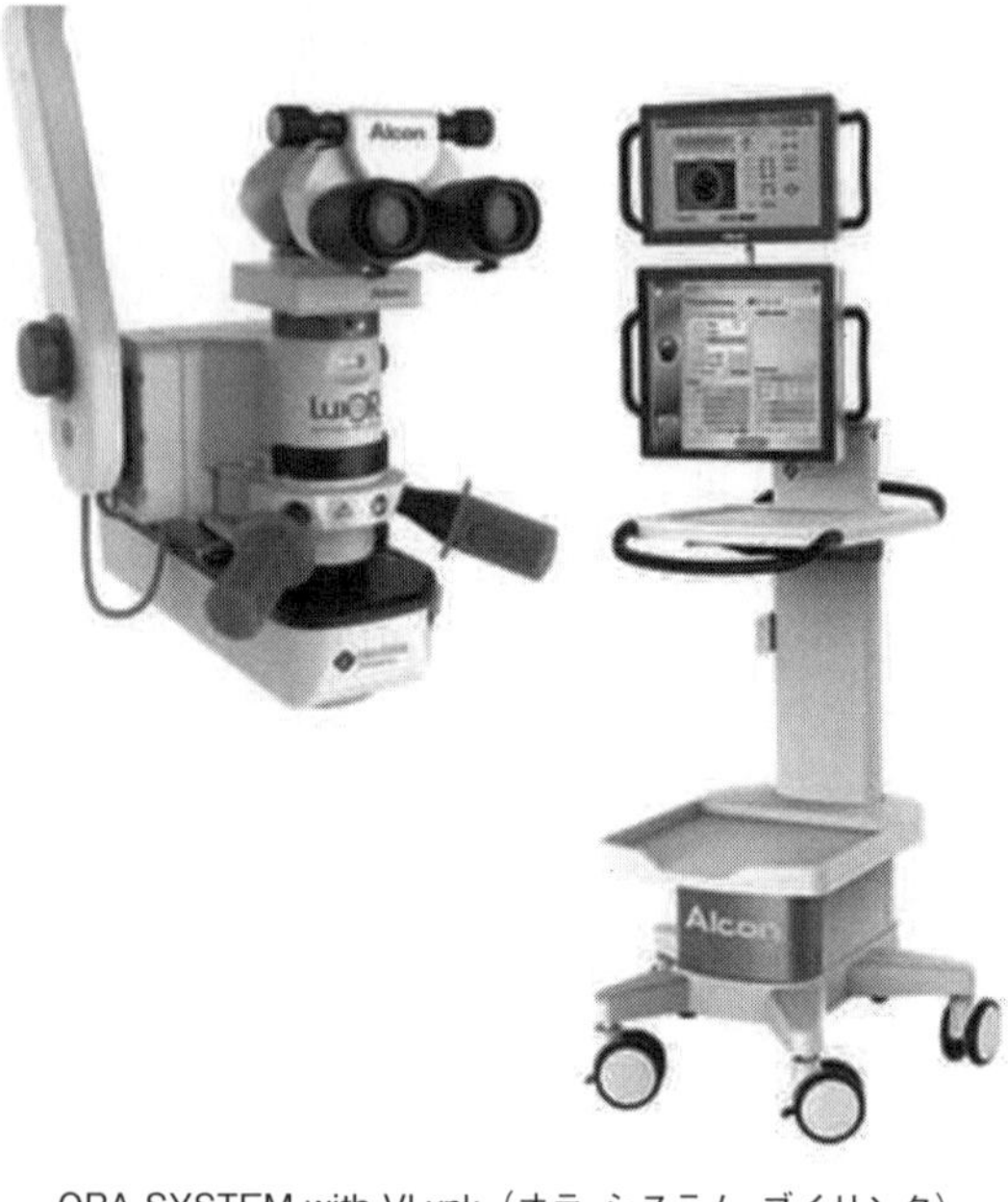

ORA SYSTEM with VLynk（オラ システム ブイリンク）

Q　ＣＲＳと普通のレーザー手術との違いは どのようなところにあるのでしょうか？

A　手術の精度に違いがあります。

前述したようにＣＲＳとは、特定の手術方式を指すのではなく、フェムトセカンドレーザーを使ったレーザーメス「ＬｅｎＳｘ」を含む、複数の手術機器を使用する一連の手術システムのことです。

単に手術でレーザーメスを使うのに比べて、最先端の手術機器を組み合わせて使用するため、より精度の高い手術が可能になります。

Q　ＣＲＳを使って治療をする場合の流れを教えてください。

A　当院の例を用いてご説明しましょう。

まず、事前検査です。

患者さんのご希望をうかがい十分にカウンセリングをしたあと、「ＡＲＧＯＳ」を使って、目の状態を検査します。

黒目の形や目の長さを測定したり、適切なレンズ度数や乱視矯正のための切開位置などを精密に調べて、計測データを「ＬｅｎＳｘ」などＣＲＳのほかの機器でも共有します。

カウンセリングと検査結果を基に眼内レンズを選んで説明、手術プランを提案し、手術日程を決定します。

・手術当日の流れ

1　「ＡＲＧＯＳ」で、目の状態を再測定し、手術プランの微調整を行います。

2　リクライニング式の椅子に横たわり、「ＬｅｎＳｘ」の下に移動し、点眼の局所麻酔を行います。麻酔は一瞬で終わるので、目薬を差しているような感覚です。

3 機器と手術する目をドッキングさせ、「ＬｅｎＳｘ」を使用し、水晶体の袋の前側に丸く穴を開け、その中なかにある核と皮質を除去しやすいように細かく破砕します。最後に手術用の器具を挿入するための切開創を角膜に作ります。切開創は適切な位置をガイドしてくれる「ＶＬｙｎｋのＶｅｒｉｏｎ」のサージカルガイダンスのサポートで最善の場所に作ることができます。だいたい30秒から40秒でレーザーは終了します。

4 横になったまま、顕微鏡の下に移動します。

5 「ＣＥＮＴＵＲＩＯＮ」を使って砕いてある水晶体を乳化させ、核と皮質を吸引して除去します。

6 「ＶＬｙｎｋのＯＲＡ」を使用し、目の計測を再度行い、最適な眼内レンズ度数を最終決定します。

7 オートサートを用いて、眼内レンズを自動インジェクターで目に負担なく挿入します。

8 乱視がある場合、再度「ＶＬｙｎｋのＯＲＡ」により、術中の目の変化を踏まえた最適な位置にレンズを固定し、高性能の眼内レンズのパフォーマンスを最大化して、術後の見え方の満足度を高めます。

これら一連の流れで、要する時間は10分前後に過ぎません。

術後は少しお休みされてから、ご帰宅いただくという流れになります。

Q ＣＲＳのメリットを教えてください。

A 最大のメリットは、多焦点眼内レンズのパフォーマンスを最大限に引き出せることです。

ＣＲＳによって、手術中に目の状態を正しく計測し、最適な眼内レンズの種類や度数、固定位置もガイダンスしてくれるので、屈折ズレを最小限に抑え、それぞれの目に合った治療をすることが可能になります。

また、自由自在に切開創を作ることができるため、角膜の切開の仕方次第で、眼内レンズだけでは矯正できない乱視を矯正することが可能になります。

安全性も高いので、目の負担が少なくなり、合併症のリスクを軽減することができるのも大きなメリットといえるでしょう。

［第６章］

ライフスタイルに合わせて賢く選ぶ
多焦点眼内レンズのQ＆A

ここでは、進化の進む眼内レンズについて解説していきます。レンズによる違いや選び方のポイントなどを知っておきましょう。

Q 眼内レンズに寿命はありますか？

A 眼内レンズの寿命を心配する必要はありません。

20～30代でアトピー性白内障や糖尿病白内障を発症して手術を受ける患者さんにとっては、気になることなのでしょう。「これからずっと眼内レンズを入れていても、大丈夫ですか？」と質問されることがあります。

もちろん地球上にある物質ですからいつかは劣化するでしょうが、眼内レンズの寿命は少なくとも人間の寿命よりはるかに長いと考えられています。

眼内レンズが誕生してまだ50年ほどですが、先天性白内障を発症した小児の患者さんにも使用が認可されています。

このことから考えても、目に入れたレンズが劣化して壊れてしまうようなことはないと思ってもらって差支えありません。

Q 単焦点眼内レンズと多焦点眼内レンズはどのように違うのですか?

A 焦点を合わせることができるのが一点か、あるいは複数かの違いがあります。

単焦点眼内レンズは名前のとおり、一点の距離にだけ焦点が合うように作られています。その一点は「近方（30～50㎝）」と「遠方（５ｍ）」のいずれか、患者さん自身が希望されるほうを選びます。

近方を選んだ場合、遠方を見るときは焦点が合わずにぼやけるのでメガネが必須です。反対に、遠方を選んだ場合は近方を見るとき、メガネで視力を補わなければなりません。

他方の多焦点眼内レンズは、複数の距離に焦点を合わせることができます。近方も遠方もよく見えるようにピント調節ができ、必ずしもメガネを併用する必要はなくなります。

多焦点眼内レンズを使用された方のほとんどは、メガネなしで日常生活を送ることができているというデータがあります。

１９４９年、イギリスの眼科医リドレーが発明した初の眼内レンズは単焦点眼内レンズでした。その仕組みは今日までほとんど変わっていません。

多焦点眼内レンズが日本で初めて認可されたのは２００８年のことです。以来、今日まで驚異的なスピードで進歩を遂げてきました。

最初に開発された多焦点眼内レンズは「近方」と「遠方」にピントが合う2焦点眼内レンズでしたが、その後、「近方」と「遠方」のほかに「中間（60㎝～１ｍ）」も選択できる3焦点眼内レンズが製品化されました。

さらに「50㎝以上の距離すべて」に焦点を合わせられる焦点深度拡張型眼内レンズが登場しました。これは多焦点眼内レンズの弱点といわれたまぶしさなどの違和感が軽減されたレンズです。最近ですと5焦点眼内レンズや連続焦点レンズも使用可能です。

ヨーロッパやアメリカをはじめ世界各国で研究・開発が進められ、多焦点眼内レンズは「見える範囲の拡大」とともに「より質の高い見え方」を追求して今日を迎えています。

単焦点眼内レンズと多焦点眼内レンズ、どちらを選ぶかは患者さんの判断が最優先されます。信頼できる眼科医に詳しい説明を聞き、自分の術後の日常生活が最も快適になりそうな眼内レンズを見つけることが重要です。

Q　2焦点眼内レンズと3焦点眼内レンズはどう違いますか？

A　焦点を合わせられる場所が2カ所か3カ所かの違いがあります。

2焦点眼内レンズは「近方（30～50㎝）」と「遠方（5ｍ）」のうち、2カ所に焦点（ピント）が合うようにできています。

近方については30㎝、40㎝、50㎝のいずれかの距離に合わせられるものがあります。

これに対して3焦点眼内レンズは、「近方」「中間」「遠方」の3カ所すべてに焦点を合わせることができます。焦点の合う距離が多いため、メガネをかけなくてもクリアな視界を手に入れられる可能性が高まります。

Q　3焦点眼内レンズはたくさんありますが、どう選べばいいのでしょうか?

A　ご自分の見たい場所や生活スタイルに合わせた選び方をするといいでしょう。

例えば近方については、30㎝、40㎝、50㎝など、レンズによって焦点距離が異なっています。

近方に関していえば、読書をするときとパソコンを使うときでは焦点距離が異なりますので、ライフスタイルによって合うレンズが異なります。

また夜間、車の運転をすることが多い方にはハロー・グレアの少ないレンズが向きますし、柔らかい見え方を好むかコントラストのはっきりした見え方を好むかでも、合うレンズは異なってくるでしょう。

Q 多焦点眼内レンズはどういう基準で選べばいいのでしょうか？

A 一口に白内障手術といっても、最適な眼内レンズは症状の違い、見え方の違い、ライフスタイルの違いなどさまざまな要素によって異なります。

そのうえ多焦点眼内レンズにはたくさんの種類があり、それぞれ特徴が異なります。自分にとって最適なレンズを選ぼうとしても、迷ってしまう方が多いのは当然のことかもしれません。実際、選び方は「ケースバイケース」で一概に基準をいうことはできません。

多焦点眼内レンズを選ぶときは、まず、白内障手術後に「どんな見え方を手に入れたいか」と「今どんな生活を送っているか」を考えることが大切です。

また患者さん自身の生活上のニーズのほかにも、患者さんの年齢も最適な眼内レンズ選びに関係する面があります。

例えば30～40代の比較的若年層の方には、近方・中間・遠方とも見やすく、色のコントラスト感度もよいレンズがお勧めです。

車を運転しない年配の女性の方は、近方の視力が特に出やすいレンズが有力候補に挙げられます。近方が見やすいことで「日常の家事・炊事が快適になった」という声を聞きます。

逆に運転もするし、ゴルフもするアクティブな生活の方ですと、連続的に見えて、さらにハロー・グレアの少ないレンズがお勧めです。

以上のことから、眼内レンズの選択に関しては、しっかり詳細なカウンセリングをしてくれる医師、施設を選ぶことが重要です。

Q 夜、車を運転する機会が多いのですが、多焦点レンズは入れられるのでしょうか？

A もちろん入れることができます。

運転中は手元だけでなく、遠くの道路状況や標識もよく見える必要があります。また夜間の運転を考えると、ハロー（まぶしさ）やグレア（視界のにじみ）が起きやすいレンズは不向きです。そのため、ハロー・グレアがより少ないレンズ選択が必要です。

最近では、ハロー・グレアがほとんど発生しないレンズもありますので、そのなかで、さらに生活に合ったレンズを選択することが可能です。

Q ゴルフをするのですが、多焦点眼内レンズは入れられるのでしょうか？

A まったく問題ありません。

ゴルフをされている方の場合、遠くをクリアに見たいだけでなく、足元を見るための中間部、スコアを書くための手元もはっきり見たいと思われるのではないでしょうか。また、ゴルフ場とご自宅の移動で、暗いなかで運転する機会も多いことでしょう。

「遠方・中間・近方」に焦点の合う3焦点や5焦点眼内レンズのうち、光がまぶしく見えにくいタイプのもの（ハロー・グレアが出にくいもの）を使うことをお勧めします。

Q 仕事柄、色をはっきり見分けなくてはなりません。私に合うレンズはあるでしょうか？

A

もちろんあります。仕事上で色の判別が必要なシーンの多い人は、色のコントラストがきれいに見える眼内レンズが向いています。

ちなみに以前は、歯科医の方が多焦点眼内レンズを用いた白内障手術を受けることは禁忌とされていました。色のコントラスト感度が低下してしまうため、診療に支障をきたすことがあったからです。

現在では多焦点眼内レンズがたくさん登場し、コントラスト感度が低下しない多焦点眼内レンズもあるため、歯科医の方も安心して選択することができるようになりました。

Q 仕事でパソコンを使うのですが、多焦点眼内レンズは入れられますか？

A まったく問題なく入れることができます。

近方と遠方の2カ所に焦点が合う2焦点眼内レンズですと、パソコンがやや見えにくいことがあります。

しかしそれ以外の多焦点眼内レンズですと、ほとんどのレンズがパソコンの位置に焦点が合っており、よく見えます。そのため、パソコン以外の生活に合わせて、幅広いレンズのなかから選択することが可能です。

Q 焦点深度拡張型レンズというのはどんなレンズですか?

A 焦点深度拡張型レンズは、50㎝より先が連続して見やすくなる眼内レンズです。ハロー・グレアが出にくいという特徴があるため、夜間に車の運転をすることの多い人には特にお勧めです。

しかし、手元で小さい文字を見るときには老眼鏡が必要になる可能性があります。

レンズによって構造が異なるので、医師に個々のレンズの特徴をよく説明してもらい、ご自分のライフスタイルと照らし合わせて最善のものを選ぶようにするといいでしょう。

Q 強い近視があるのですが、私に合うレンズはありますか？

A どんなに近視が強い方でも、必ず合うレンズはあります。ご安心ください。

今は既製の眼内レンズのラインナップもかなり豊富になってきたので、まずはそのなかから合うレンズを選びます。

もし近視が強くて既製の眼内レンズでは追いつかない場合は、オーダーメイドで患者さんの目にぴったり合った眼内レンズを作ることもできます。

ただしそれには、

・眼内レンズのラインナップの豊富な医療機関を選ぶこと
・既製の眼内レンズでは合わない場合、オーダーメイドに対応してくれる医療機関を選ぶこと

が前提条件になります。

洋服と同じように考えていただくといいでしょう。一般的なお店ではS～2Lくらいの

サイズまでしかカバーしていませんが、あるお店は3L、4Lサイズの洋服も売っています。身長は高いけれどもウエストが極端に細い人には、オーダーメイドの服でないと合わないかもしれません。

どこで、どういう方法で入手できるかは分かりませんが、「自分の体に合った服」は必ず買うことができますよね？

眼内レンズもそれと同じなのです。

Q 強い乱視があるのですが、私に合うレンズはありますか?

A 大丈夫です。強い乱視も矯正可能です。

乱視に対応している眼内レンズもありますし、仮に眼内レンズでは矯正できないくらい強い乱視の場合には、手術の際にレーザーを打つことで矯正することができます。

乱視は黒目の部分に凸凹があり、光が乱反射することが原因で起こっています。レーザーを使って黒目の凸凹をなだらかに整えることで、正しい見え方になります。

ただし、その施術ができる医療機関はあまり多くありません。

乱視の強い方は、眼内レンズだけでなくレーザーを使った乱視矯正ができる医療機関を選ぶようにしましょう。

Q 強い遠視があるのですが、私に合うレンズはありますか？

A 遠視が強い人に合うレンズもありますので、心配ご無用です。

まずは既製の眼内レンズで合うものを選び、既製品になければオーダーメイドで眼内レンズを作るようにするといいでしょう。

Q 多焦点眼内レンズにはオーダーメイドのものもあると聞きましたが、既製のものとどんな違いがあるのでしょうか？

A

既製の眼内レンズとオーダーメイド眼内レンズの違いは、レンズの度数を示す「ディオプター」の刻みが大きいか小さいかという点にあります。

視力検査というと、一般の方には「１・５」とか「０・７」などといった数字のほうがなじみが深いと思いますが、目の本当の状態を知るにはディオプターで示される「度数」が非常に重要です。

既製の眼内レンズは０・５ディオプター刻みで作られているところ、オーダーメイド眼内レンズでは、０・０１ディオプター刻みで作ることができるのです。

靴のサイズでいえば、既製品が０・５㎝刻みのものしかないのに比べて、オーダーメイドなら０・０１㎝刻みで足に合わせることができるイメージです。

オーダーメイドであれば、患者さんのレンズの度数にぴったり合わせたレンズが作れるので、どんな目にも合わせることができ満足度の高いものが作れるということが、お分かりいただけたのではないでしょうか。

あえて欠点を指摘するとすれば、完全オーダーメイドのため、注文から製品が届くまで4週間ほどかかってしまうことでしょうか。

また高性能であるがゆえに、十分な設備のない病院・クリニックでは、その性能のよさを最大限に引き出す手術をすることが難しいという点もあります。

Q どの眼科でも同じ多焦点眼内レンズを扱っているのでしょうか？ 同じレンズを扱っている病院なら、どこで手術を受けても同じですよね？

A 前述したように、扱っている多焦点眼内レンズの種類は、病院・クリニックによって異なるのが実状です。

また、同じ種類の眼内レンズを扱っていたとしても、施設によって手術の方法が異なる可能性が高いです。

・多種類の眼内レンズに対応できる手術経験・設備がない

例えば多焦点眼内レンズに関していえば、用意があるのは1〜2種類に限られる眼科が一般的なようです。

海外から輸入するプレミアムな多焦点眼内レンズを扱うような眼科も、全国的に見てもごく限られています。当院のように、乱視矯正用のトーリックレンズを含めて20種類以上の多焦点眼内レンズを扱っている眼科は珍しいかもしれません。

というのも、多焦点眼内レンズにはさまざまな種類があり、それぞれ求められる扱い方の知識や技術、必要な設備などが変わってきます。

率直にいってしまえば、手術経験や設備の面で多種類の眼内レンズには対応できないため、ごく限られた1～2種類のレンズを使った手術しかできないということです。

・設備や執刀する医師が違うと同じ手術にはならない

また、せっかくいい眼内レンズを扱っていたとしても、設備が整っていないと、その多焦点眼内レンズの特性を活かしきれず、手術後のトラブルにつながる可能性もあります。

十分な知識と豊富な手術経験を持たない医師が担当した場合も同様です。多焦点眼内レンズ個々の特徴やメリット、性質などを比較しながらしっかりと把握し、患者さんにきちんと説明できるコミュニケーション能力も求められるでしょう。

受診した眼科で扱っている多焦点眼内レンズの種類が少なければ、患者さんはその少ない範囲のなかから選択せざるを得ません。

・カウンセリングなしで眼内レンズを「決められてしまう」ことも

一部の眼科では患者さんの目の状態に関係なく、その施設にあるもののなかから眼内レンズを決めてしまうこともあるようです。「多焦点眼内レンズにはほかにもさまざまな種類がある」ということ自体を患者さんに説明していないのです。それでは患者さんが正しい判断をできなくなってしまいます。

こうしたリスクを回避するため、あらかじめ扱っている多焦点眼内レンズの種類を調べ、できるだけ選択肢の多い眼科を受診することをお勧めします。

なお、当院では20種類以上の多焦点眼内レンズを導入しています。

白内障手術は患者さんの生活スタイルや目の状態に合わせて最適な眼内レンズを選んでいただくことが何よりも重要と考えているからです。

そのため、絶えず白内障手術に関わる最新情報をキャッチし、海外の眼内レンズを取り扱う国内メーカーとも積極的にコンタクトを取り、その眼内レンズを導入した際に必要な知識や技術や設備などの体制を整え、常にベストな白内障手術を患者さんに受けていただけるよう研鑽を積み重ねています。

Q 何年も前に、単焦点眼内レンズを入れたのですが、あとから多焦点眼内レンズを入れることは可能ですか？

A 「アドオンレンズ」として、今ある単焦点眼内レンズの上から新しい多焦点眼内レンズを挿入するアドオン手術で可能になります。

まだ単焦点眼内レンズしかなかった頃に白内障手術を受けた方もたくさんいらっしゃいますし、「眼科で多焦点眼内レンズの説明を十分に受けないまま、単焦点眼内レンズを選んでしまった」という方、「単焦点眼内レンズの見え方に満足できない」という方などもいらっしゃいます。特に近年、多焦点眼内レンズへの入れ替えのニーズが高まっていると感じます。

アドオンレンズは、先に白内障手術で挿入したレンズの上に重ねて挿入することができる特殊な眼内レンズです。

レンズを追加することで屈折や乱視を矯正できるため、「すでに入っている単焦点眼内レンズを多焦点眼内レンズにしたい」「白内障手術を受けたが、裸眼での見え方を改善したい」などのニーズに対応して使用されます。

手術時間は3～4分程度ですし、術後の回復までにかかる時間が短く、リスクが少なく安全な手術であるところもポイントです。

［第7章］

保険診療と自由診療の組み合わせも可能 選定療養のQ＆A

Q 選定療養で多焦点レンズを使えるようになったそうですが、そもそも選定療養とは何ですか？

A 病院で受けることができる診療は、健康保険の対象になる「保険診療」と健康保険の対象にならない「保険外診療（＝自由診療）」に分かれています。

基本的に保険診療と自由診療を組み合わせて行うことはできませんが、例外的に組み合わせた治療が可能とされているのが「選定療養」です。

白内障の手術では、健康保険で受けることができるのは単焦点レンズの手術だけです。多焦点レンズを使った白内障の手術は、基本的には自由診療で受けていただくことになっていました。

しかし多焦点眼内レンズを眼内に入れることによって、近くにも遠くにもピントが合うことで、メガネの装用を減らし、患者さんにとっての利便性が高いことが予想されたため、例外的に２０２０年３月31日までテスト的に行われる先進医療の対象となっていました。

先進医療の対象となっている疾患については、生命保険会社の先進医療特約から保険金が

[図表9]

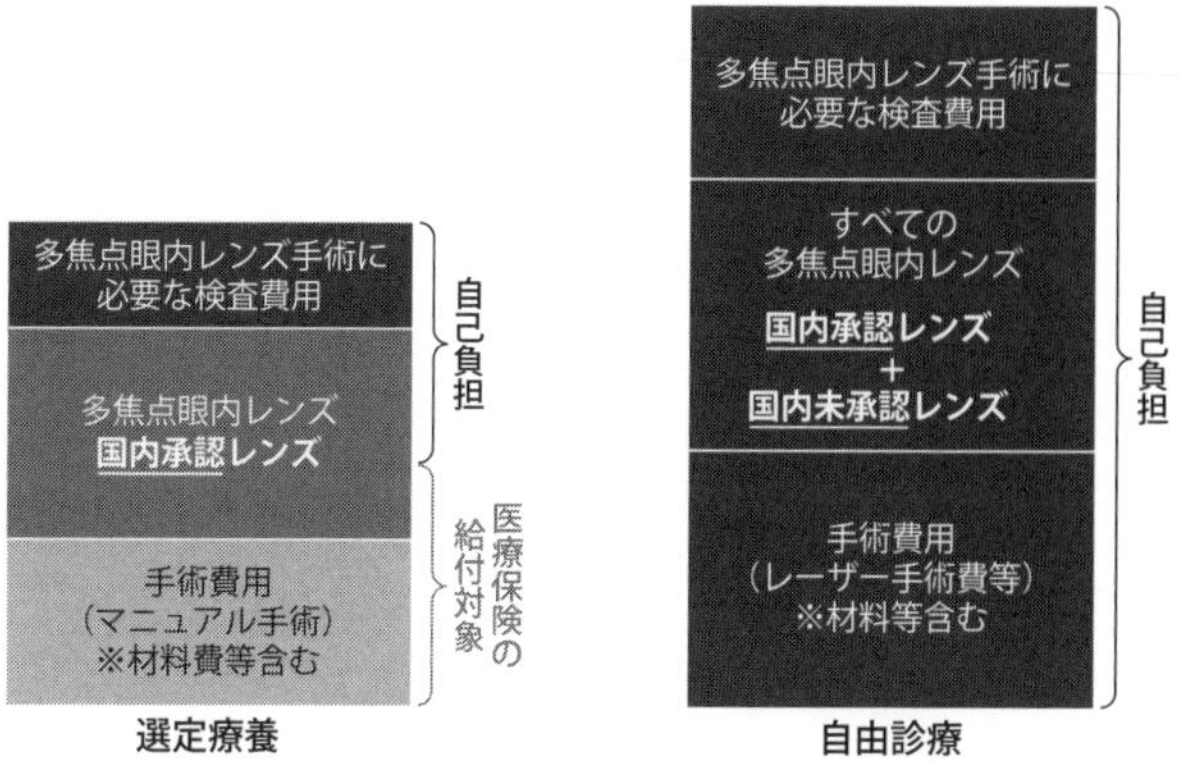

※選定療養（国内承認レンズ）の場合、単焦点眼内レンズ相当の費用が医療保険の給付対象となります

給付される仕組みです。この仕組みを利用して白内障の手術を受けられた患者さんも大勢おられます。

そして十分に多焦点レンズを使った白内障手術のデータが集まったことから、国は2020年4月1日以降、白内障の多焦点レンズの手術を先進医療の枠組みから外し、選定療養の対象にしました。

選定療養の対象となったことで手術費用と単焦点レンズ相当額については健康保険が適用されるため、誰でも比較的安価に多焦点レンズの手術が受けられるようになったのです。

Q　選定療養で使うことのできる多焦点レンズにはどのようなものがありますか？

A

選定療養で使うことのできるレンズには、次のような種類があります。

・**2焦点レンズ**……近方・遠方の2点に焦点を合わせられる
・**3焦点レンズ**……近方・中間・遠方の3点に焦点を合わせられる
・**焦点深度拡張型レンズ**……50㎝より先のすべての位置に焦点を合わせられる
・**連続焦点レンズ**……近方から中間、遠方にかけて連続的に焦点を合わせられる

いずれも国内で承認されたレンズに限られていますが、かなり幅広いラインナップがあるといえるでしょう。

連続焦点レンズが国内で承認され使えるようになったのは2020年10月です。2021年3月までは以下の条件に合致したごく限られた施設だけが先行して使うことを許されています。

・精度の高い多焦点レンズの手術を行っている施設

・多焦点レンズの手術経験豊富な施設

つまり２０２０年10月から連続焦点レンズを取り入れて選定療養を行っている施設というのを、施設選びの際の一つの指標とするといいでしょう。

当院でももちろん先行して連続焦点レンズの手術を行っています。

Q 選定療養を選んだ場合、どれくらいの費用がかかりますか?

A 選定療養による白内障手術の場合、選んだレンズの金額によって費用が異なります。

図表10をご覧ください。

これらはすべて片眼の多焦点レンズ代です。両眼に同じ多焦点レンズを入れるとレンズ代は2倍となります。

ご覧いただくと分かるように、片眼11万円(両眼だと22万円)から21万円(両眼だと42万円)までと価格差があります。レンズの機能の差と発売するメーカーの違いと考えていただいて差支えありません。

2焦点レンズよりは3焦点レンズや連続焦点レンズが、乱視矯正機能がないレンズよりもあるレンズのほうが高額になります。

このレンズ代に、手術代と検査代などがプラスされたのが全体の費用となります。

なお、検査には健康保険が適用になる検査と、レンズ代に含まれている検査の2種類があります。

［図表 10］

多焦点眼内レンズの種類	金額
アルコン アクリソフ IQ レストア シングルピース	140,000 円
アルコン アクリソフ IQ レストア トーリック シングルピース	150,000 円
アルコン アクリソフ IQ レストア ＋ 2.5D シングルピース	140,000 円
アルコン アクリソフ IQ レストア＋2.5D トーリック シングルピース	150,000 円
アルコン アクリソフ IQ PanOptix シングルピース	190,000 円
アルコン アクリソフ IQ PanOptix トーリック シングルピース	210,000 円
テクニス マルチフォーカル ワンピース	110,000 円
テクニス マルチフォーカル アクリル	110,000 円
テクニス シンフォニー VB	110,000 円
テクニス シンフォニー トーリック VB	130,000 円
テクニス シナジー VB Simplicity	190,000 円
テクニス シナジー トーリック VB Simplicity	210,000 円

（2021. 3. 1 現在）

とはいえ手術代と検査代で何十万円もかかるというわけではありません。レンズ代＋1～5万円程度と考えていただいて差支えないかと思います。

正確な金額を知りたい場合は、手術を受ける施設に問い合わせてみるといいでしょう。

Q　選定療養の白内障手術はどのような手順で行われますか？

A　手術の部分は健康保険適用となるため、メスで角膜のふちを切開して行う、旧来の「マニュアル手術」という術式となります。

手順は次のとおりです。

①**麻酔**：点眼薬で麻酔を行います。

②**角膜切開**：メスで黒目と白目の境目に切開創を作る。傷口の大きさは２・４㎜程度です。

③**前嚢切開**：水晶体を包んでいる嚢を丸く切開します。

④**水晶体の破砕吸引**：超音波の器械を角膜の切開創から挿入し、超音波で水晶体を細かく砕いて吸引します。

⑤**術中計測**：「ＶＬｙｎｋのＯＲＡ」で術中計測を行い、最適なレンズを決定します。

⑥**眼内レンズ挿入**：切開創から眼内レンズを挿入します。

［図表11］従来のマニュアル白内障手術ステップ

手動による水晶体超音波乳化吸引術の各段階

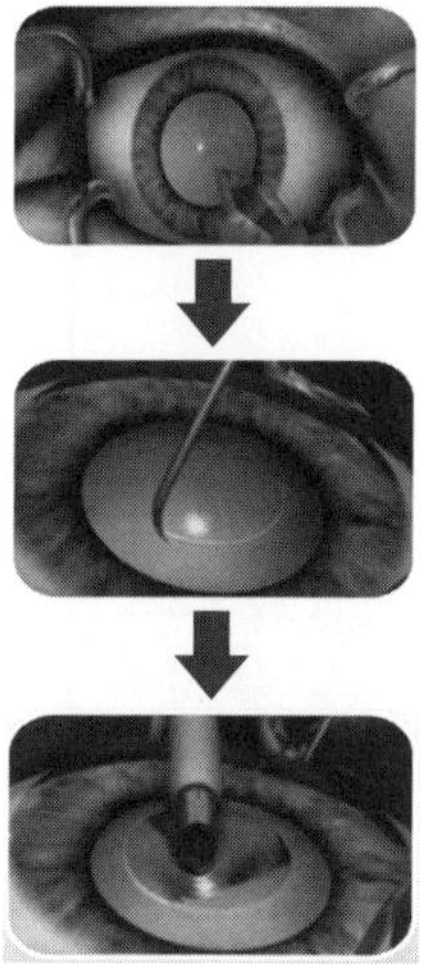

角膜切開：メスを使って黒目と白目の境に切開創を作成する

前嚢切開：水晶体を包んでいる嚢《のう》の前面に丸い開口部を作成する

水晶体の乳化吸引：小型手術器具（フェイコプローブ）を角膜切開創から挿入し、超音波エネルギーで水晶体を小さく砕いて吸引除去する

⑦**眼内レンズ固定**：乱視がある場合、「VLynkのVERION」のサージカルガイダンスに合わせ、眼内レンズを固定します。

手術にかかる時間は両眼で10～15分程度です。

Q 選定療養の白内障手術のリスクにはどのようなものがありますか?

A 角膜のふちに傷を作ったり水晶体を破砕したりという手術の行程をすべて医師の手で行うため、医師の技量によって満足度に差が出るというリスクがあります。

物理的にメスが目に触れるため、どこにも触れることなく切開できるレーザーを使った手術(自由診療ではこの術式になります)よりも合併症のリスクは高くなります。

手術を担当した医師にあまり技術がなかったり、手術に慣れていなかったりした場合、アクシデントの起こるリスクが高くなる可能性もあります。

また、手術で使う器具や機械によっては、合併症が起こる可能性が高くなります。

例えば手術中は目の中の水の圧を一定に保つ機械を使うことで合併症が出にくくなります。ところがこの機能が搭載されている機械は新しいもので、古い機械にはその機能がありません。

水の圧を一定に保てないと、水晶体の後ろにある嚢(後嚢)を破損してしまうリスクもあります(後嚢破損)。

すると眼内レンズが入れられないばかりでなく、目の中の硝子体が前に出てきてしまうため、硝子体手術という難しい手術が必要になります。

さらに術中に乱視の軸を確認したり、術中に最適なレンズを再計測できる「ＶＬｙｎｋ」などのデバイスを使用しているかどうかも、手術の結果に大きく影響するため、重要なポイントになります。

Q 手術を受ける施設は、どんなことに着目して選べばいいですか？

A 「いつから多焦点レンズを使った手術をしているか」「多焦点レンズの手術実績（手術件数）はどれくらいか」に着目してください。

選定療養の手術を行うことができるのは、選定療養認定施設だけです。とはいえ選定療養認定施設に指定された眼科だからといって、どこでも多焦点レンズの手術を数多く経験しているかというとそうとは言い切れないのが現状です。この選定療養のシステムが開始され、初めて多焦点レンズを使った手術を実施した施設もあるくらいです。

いつ頃から多焦点レンズを使った手術を実施しているかというのは、非常に重要なポイントになります。

また、白内障の手術をする医師は手術を数多く経験することで自分のスキルをアップさせていくものだと私は思っています。

さらに、単焦点レンズと多焦点レンズを使った手術では違いがあります。その意味でも、単焦点レンズだけではなく、年間どれくらいの数の多焦点レンズを使った白内障手術をしているかを確認するといいでしょう。

単焦点レンズの手術件数が多くても、意外と多焦点レンズの手術の経験が少ない医師も多いのが現状です。


また先ほどもご説明したように、白内障の手術は手術機器によっても患者さんの満足度に差が出たり、リスクが高くもなれば低くもなったりするものです。

眼科の分野は技術革新のスピードが速いので、手術を受けようとしている施設がそのスピードについていけているかどうかもチェックするようにしましょう。

これまでの多焦点レンズの手術の経験から、私が非常に重要だと感じているのが「術中計測」のできる機械です。

術中計測とは手術中の目の状態を測定することをいいます。切開創を作ると、目が術前検査とは異なった状態になるので、そこを正しく計測することが必要になります。

ところがその機械は日本の眼科の手術施設の1・5%にしか入っていません。この機械を導入していない眼科のほうが圧倒的に多いのです。ちなみに当院は3台導入しています。

また多焦点レンズの手術では「ここをこの角度で切開して」とか「乱視軸をここに合わせて」などの指示を出してくれるサージカルガイダンスという機械も非常に重要ですが、こちらも導入していない眼科が多いのです。

手術件数と同様、自信のある施設であれば、必ずどういう機械を使っているかホームページ等に記載しているはずなので、よくチェックするようにしてください。

患者さんのエピソード

①2焦点レンズを選んだ70代・A子さんの場合

A子さんは健康診断で視力が低下していることが分かり、眼科を受診。そのとき初めて白内障になっていることを知りました。

友人たちのなかにはすでに白内障の手術をした人がいますが、もともと視力がよかったA子さんは自分にはあまり縁のないことと感じていました。老眼鏡を使うようになったのも70歳を過ぎてからで、乱視もなくちょっと前までは遠くもよく見えていました。

そのため白内障の手術のやり方や眼内レンズについての知識はほぼ皆無な状態でした。

初診のとき「白内障が進んでいるので、手術を視野に入れてもいいかもしれません」と医師に言われ、手術と一口にいっても健康保険だけで行うものと、自由診療と健康保険を組み合わせた選定療養による手術、さらには全額自己負担になる自由診療の手術の3種類があるということを知ったのです。

そこでA子さんは遠くも近くも見える2焦点レンズを使った手術を受けることにしまし

た。選定療養で一部が自己負担になりますが、片眼11万円・両眼22万円の眼内レンズを選んだので、手術費はさほど高額にはなりません。

手術は両眼同時に行うことができるといわれましたが、70代という自分の年齢を考慮して1週間間をおいて片眼ずつ手術をすることにしました。

手術は特に痛みもなく短時間ですみ、術後の経過も順調でした。

1週間経った頃には若い頃の視力まで回復し、2焦点レンズで近くにも焦点を合わせることができるため老眼鏡も必要なくなりました。

高額なコストがかからず遠くも近くもよく見えるようになり、快適な毎日を送っているそうです。

②連続焦点レンズを選んだ60代・B男さんの場合

B男さんは長年勤めた会社を退職したばかりの65歳です。

年金生活が始まると同時にかすみ目がひどくなり、眼の疲れをよく感じるようになりました。そこで眼科を受診したところ白内障が進んでいることが分かりました。

母親が以前、健康保険で白内障の手術を受けた経験があり「遠くはよく見えるようになったけれども、手術前より近くは見づらくなった」と言っていたのを思い出したＢ男さんは、単焦点レンズは避けたいと思っていました。

とはいえ自由診療は片眼75万円・両眼１５０万円と非常に高額です。「そこまではできないな」と思っていたＢ男さんに、医師が選定療養という選択肢があることを教えてくれました。

眼内レンズの説明を受けたＢ男さんは、連続焦点レンズを選ぶこととしました。片眼19万円・両眼38万円のレンズです。

2焦点レンズなら片眼11万円・両眼でも22万円ですみますが、「片眼8万円しか変わらないのなら、たくさんの場所に焦点が合っているレンズのほうがいいのでは？」と思ったのだそうです。

結果は上々で、老眼鏡をかけずに新聞を読めるようになりました。裸眼で左右とも０・５だった視力は手術後にそれぞれ１・２までアップ。おかげで車の運転時や映画館で映画を見るときにかけていたメガネがいらなくなったとか。また、大好きなゴルフに行ったときも、これまでよく見えなかったフェアウェイに転がるボールもはっきり見えるようになったそうです。

「これからもう目のことで煩わされることはなくなりました。早めに白内障の手術をすませて本当によかったと思っています」と話してくださいました。

［第8章］

「感染予防」と「運動」がカギを握る
手術後のケアのQ＆A

最後に、白内障手術後のケアや生活するうえでの注意点を解説します。手術後の不安を払拭し、安心して手術に臨めるようにしましょう。

Q　普段働いているのですが、手術後はどれくらいで仕事に戻れますか？

A　お仕事の内容にもよりますが、デスクワークの方であれば、基本的には手術の翌日から出勤しても大丈夫です。

屋外でハードな作業が必要な仕事などの場合は、2週間ぐらいは安静が必要なため、職場の方とスケジュールについてよく相談しておくことをお勧めします。

また、仕事で重いものを持つと傷口が開いてしまう場合があります。仕事で重いものを持つ場合は、そのことも主治医に伝えておきましょう。

Q 手術後の流れを教えてください。

A 手術そのものは５～10分ですみ、準備時間を含めても30分程度で終了します。リカバリー室で10分ほどクールダウンしたあとは、眼帯をつけてご自宅に帰ることができます。

最近は両目同時手術を受ける方も増えました。その場合も片目の手術と同じように、手術後10分ほどで帰宅できます。両目同時に手術をした場合、眼帯ではなく保護メガネをかけて帰宅していただきます。

・当日の過ごし方

手術直後は瞳孔が広がった状態なので、あまり鮮明な見え方ではありませんが、手術終了から４～５時間で元の状態に戻りますのでご安心ください。両目同時に手術をしたからといって「その日は目が見えない」ということはありませんし、体への負担が増えることもありません。

・手術の翌日

手術の翌日は、術後の経過観察のために来院していただく必要があります。片目のみ手術した方は、翌日の診察後から眼帯を外していただきます。お仕事が忙しい方は手術当日だけ勤務を休み、翌日は診察を受けてからそのまま出社するということも可能です。

・手術の翌々日以降

手術の翌日から3～6日後に経過観察の検査を受けていただきますが、これは、手術をした病院ではなく、勤務先の近くなど、最寄りの病院・クリニックで受けていただいてもかまいません。

なるべく安静に過ごすのが望ましいですが、デスクワークならお仕事への復帰も問題なく可能です。

ただし、屋外でハードな作業が必要な仕事などの場合は、手術前に主治医に相談して決めておくことをお勧めします。

・重いものを持たないように注意する

重いものを持つと目に力が入るため、傷口が開いてしまう可能性があります。

ついうっかり、宅配などの重い荷物を玄関先で受け取ってしまうことがあるかもしれません。特に水やビールなど、飲料は重量がありますから注意しましょう。

手術から1週間以内は、重いものを持たないようにしてください。

Q 手術後、通院はどれくらい必要なのでしょう?

A 当院では、術後の経過観察のために、

1回目　手術の翌日
2回目　前回の検診から3〜4日後（やや回復が遅い方や高齢の方が対象）
2〜3回目　前回の検診から1週間後
3〜4回目　前回の検診から2、3週間後
4〜5回目　前回の検診から1カ月後
6〜7回目　前回の検診から2カ月後

というスケジュールで検診に来ていただきます。

特に手術翌日の来院は重要です。

術後の経過を観察することも重要ですが、万が一感染症になっていたら早期の治療が必要だからです。遅くなると視力低下などに至ることがあります。

白内障手術は、眼内レンズを挿入するための切開部がわずか２・４㎜ほどの低侵襲の手術です。手術自体は局所麻酔で痛みを抑えていますが、万が一、痛みが続くようであれば、必ず手術を受けた病院・クリニックに連絡するようにしましょう。

当院では、２回目以降の定期検診については、「来院が難しければ、ご自宅や勤務先の近くの眼科で受けていただいてもかまいません」と患者さんにお伝えしています。その場合はどのような手術をしたか、どのような眼内レンズを使用したかなどの詳細な情報を記載した紹介状をお作りいたしますので、ご安心ください。

Q 手術後、薬を服用したり、目薬を差したりする必要はありますか?

A 白内障手術後は、感染症を予防するための内服薬が処方されます。

もし普段から飲んでいる薬があれば、術前に確認しますので、お薬手帳を持参いただくことをお勧めします。

まれに「たくさんの薬を飲むのは抵抗があるので、どれかを間引きたい」と言う患者さんがいらっしゃいますが、ご自身の判断で服薬をやめるのは非常に危険です。

もし服薬に関して心配なことがあれば、必ず医師に相談するようにしてください。

手術後の目薬は通常3種類が処方されます。医師の指示に従って、毎日決められた時間に差してもらいます。これは、およそ1~3カ月間は続ける必要があります。

長いと感じるかもしれませんが、手術後に処方される目薬は感染症を防ぐためのものと、炎症を防ぐためのものとが含まれています。

術後の経過が順調であれば、点眼する回数を減らしたり、目薬の濃度を薄くしたりすることもあります。まずは毎日、決められた目薬を決められた回数だけ使用してください。それが最も早く日常を取り戻すことにつながります。

Q　手術後、感染の可能性があると聞きましたが、感染を防ぐにはどんなことに気をつけたらよいでしょう？

A　白内障の手術後で最も気をつけなければならないのは、眼内に菌などが侵入して起こる感染症を防ぐことです。

白内障手術は、技術的進歩によって切開部が2㎜前後と極小となり（極小切開白内障手術）、縫合の必要もないので日帰りでも安心して受けられるようになりました。

そのため手術の翌日から仕事に復帰することも可能ですが、だからといって、完全に同じ日常を送っていいというわけではありません。洗顔、入浴、洗髪など、日を追って、守っていただきたい生活上の制限がいくつかあります。

洗顔　術後5日目までは洗顔を行わず、タオルで拭く程度にとどめてください。

入浴　シャワーは手術翌日から可能です。ただし、水道水には多くの雑菌が入っています。術後5日目までは絶対に顔に水がかからないよう注意しましょう。

洗髪　術後1週間は控えてください。気になるようであればドライシャンプーを使うようにしましょう。また、美容院での洗髪は可能です。

化粧　アイメイクは術後1週間後から可能です。それ以外のメイクは、水道水で洗顔をすることがなければ（＝拭き取りタイプのメイク落としを使用するなら）2日目から可能です。

・目の保護のためにすべきこと

1　細菌感染や出血を防ぐために、目をこすったりぶつけたりしないよう注意しましょう。

2　術後1週間程度は、なるべく目をこすらずにすむよう、保護メガネをかけていただきます。目にホコリやゴミが入ることを防ぎ、手でうっかり患部を触るようなことも避けられます。

睡眠中は、無意識に目をこすったりしやすいものです。そのため、就寝時は、簡易的な眼帯もしくは保護メガネをつけていただきます。日中と同じく術後1週間は使用していただく必要があります。

Q 手術後はテレビやパソコンを見るのは控えたほうがよいのでしょうか?

A 手術の当日は目があまりよく見えないので、安静に過ごしていただきたいですが、翌日からはむしろどんどん目を使うようにしてください。

目は「今までの見え方」に慣れてしまっています。新しい見え方に慣れていくという意味でも、目は使ったほうがいいのです。

また、大事なのは「自分は目がよく見えるようになった」と信じることです。

これまで多くの患者さんを診てきましたが、素直に「よく見えるようになりました」とおっしゃる患者さんのほうが、「こんな手術で、本当によく見えるようになるのでしょうか?」と疑いを持っている患者さんよりも、視力が早く戻っているという実感があります。

Q　車を運転したいのですが、手術後いつから始めてもよいでしょうか？

A

運転については「手術後○○日以上が経ってから」というような基準はありません。運転免許の取得基準に「両目で０・７以上の視力があること」というものがありますが、その基準を満たしていれば、翌日からでも再開することができます。

手術翌日の検診結果を見て、医師に「もう運転してもいいですか？」と尋ねてみるといいでしょう。

ただし、ご自分で「本当に大丈夫かな？」と不安を感じているうちは控えるようにして、「もう大丈夫！」と思えるようになってから再開するようにしてください。

Q 手術後、旅行はいつからしてもよいでしょうか？

A 温泉旅行など、目に水が入るような場所への旅行は、術後1カ月くらい経って完全に傷口がふさがるまでは控えるようにしてください。

ハイキングや登山など、運動量の多い旅行も同様です。

目に水が入ることのない、一般的な観光旅行でしたら術後1週間を目安にするといいでしょう。

当院には遠方から手術を受けに来られ、翌日帰宅される患者さんも大勢いらっしゃいます。

その方たちのように「移動のためだけ」に新幹線や飛行機に乗るのであれば、翌日からでも大丈夫です。

Q 手術後、ジョギングはいつからしてもよいのでしょうか？

A 術後2週間が目安になります。

ただ、術後の炎症等の状態によるので、定期検診で必ず医師に「ジョギングを始めてもいいですか？」と尋ねて許可を取ってから再開するようにしてください。

Q 手術後に眼内レンズがズレたり壊れたりすることはありますか？

A

白内障手術で挿入した眼内レンズがズレたり壊れたりすることは滅多にありません。

ですが、ごくまれに、なんらかの原因で眼内レンズが入っている水晶体の袋が破れてしまったり、あるいは袋を支えているチン小帯が緩んで切れてしまったりするようなケースは考えられます。その場合、眼内レンズがズレる、目の奥へ落下してしまうということがあります。

また、アトピー性皮膚炎の方は目のかゆみを抑えるために強くこすったりすることで、衝撃が積み重なった結果、チン小帯が緩んで断裂してしまうことがあります。

そのほか外傷などで強い衝撃が加わることにより、水晶体の袋が破れ、眼内レンズが目の奥の硝子体へ落下してしまうこともあります。

このような状態になると、まず見え方に変化が生じます。白内障手術で見え方が良好になったのに、急に見えづらくなって異常を感じる場合が多いようです。

こうした異変を感じたら、ためらわずに手術を受けた眼科を受診するようにしてください。ズレたレンズを目の中から取り出して、新しいレンズを再度目の中に固定する手術が必要になることがあります。しかし手術をすれば、またズレてしまう前の状態まで視力が回復する可能性が高いので、ご安心ください。

Q 手術後、白内障が再発することはありますか?

A 眼内レンズが濁るという意味での白内障の再発はありません。
ただし、眼内レンズを包む嚢が濁って生じる「後発白内障」になる可能性はあります。
簡単に治療できますので、心配になったら眼科を受診するとよいでしょう。

Q プールや温泉にはいつから入れるでしょうか?

A プールや温泉は「雑菌だらけ」といっても過言ではありません。
術後1カ月程度は避けるようにしてください。

Q　手術後、飛行機に乗っても大丈夫でしょうか？

A　問題ありません。

当院には遠方から飛行機に乗って手術を受けに来られ、翌日にまた飛行機に乗って帰られる患者さんが大勢いらっしゃいます。

これまでそうした方たちにトラブルが起こったことはありませんのでご安心ください。

おわりに

眼科医師としての私のキャリアは、今年で15年になりました。

私はこの仕事が大好きです。

眼科はあらゆる診療科目のなかで、最も治療技術の進化が早い分野の一つです。進化が早いということは、それだけ「より良い医療を患者さんに提供できる」ということにほかなりません。

私は子どもの頃から内科の開業医だった父をはじめ、多くの身内が医師として地域の方々の健康維持に貢献する姿を見つつ、「私もあんなふうに世の中の人たちの役に立つ存在になりたい」と思い続けてきました。

そんな私にとって、眼科治療のスピード感がそのまま患者さんへの貢献につながるというのは、本当にうれしいことなのです。

特にここ数年の白内障手術の進化には、目を見張るものがあります。

人が五感を使って得る情報のうち、90％以上が視覚情報だといわれていますが、残念なことに目は加齢とともに見えづらくなっていきます。古いカメラのレンズに曇りが生じるように、目の「レンズ」である水晶体に濁りが生じて白内障を発症するためです。

しかし、古いカメラがレンズを交換すれば再び使えるように、濁りの生じた水晶体を人工の眼内レンズに交換すれば、驚くほど見やすくなります。

しかも、この本のなかで何度も触れたように、多焦点眼内レンズの種類が豊富になり、レーザーで自由自在に切開創を作れるようになった今、白内障の手術で近視・老視・乱視・遠視など、患者さんが抱いていた目の悩みを解消できるようになりました。


そのことを多くの方に知っていただきたいと思い、２０１８年秋から月に1～2回のペースで「白内障手術セミナー」を開催するようになりました。

おかげさまで毎回多くの方にご参加いただいているのですが、そのなかでも特に盛り上がるのがセミナーの後半に設けた「質問タイム」です。ご参加くださった方たちから口々に「勉強になりました」と言われるのですが、いちばん勉強になっているのは私のほうかもしれません。

年間２０００件以上の白内障の手術を行っており、ある意味、白内障手術との距離が近過ぎる私には思いもよらないようなご質問をいただくことがあるのです。おかげさまで白内障手術に対する患者さんの気持ちに、よりいっそう寄り添えるようになりました。

また、当院が最先端の手術機器と眼内レンズを取りそろえていることを踏まえ、「先日の眼科学会で、最新の眼内レンズについて発表がありましたが、実際に先生が手術で使ってみてどう思われますか？」といった、専門性の高いご質問を患者さんからいただくこともあります。

そんなとき私は、患者さんの「自分にとって白内障の手術は一生に一回の大きなイベントだ。だからこそ最高の治療を受けたい」という思いを強く感じます。

そして自分がそれだけの責任を負っていることを強く自覚し、そのための努力を続けていかなければと思うのです。

この本は私一人の力では決して生まれることがありませんでした。

私を信じて、一生に一度の白内障の手術を託してくださった患者さん、「白内障の手術をするときは先生にお願いしたい」と言ってくださる方々とともに作り上げたものなのだと、今、改めて思っています。本当にありがとうございました。

また、いつも同じ気持ちで患者さんの手術や治療を支えてくださる理事長の松本行弘先生をはじめ、常勤・非常勤の先生方、クリニックのスタッフの皆さん、医療メーカーの方々にも感謝の気持ちでいっぱいです。診察も手術も決して一人でできるものではありません。改めて御礼申し上げます。

これからも眼科医として、より多くの方々に喜んでいただけるよう精進してまいります。

令和3年3月吉日　佐藤　香

佐藤 香（さとう かおり）

アイケアクリニック院長、アイケアクリニック銀座院院長。集中力を要する緻密な作業を得意とし、とくに最先端の白内障レーザー手術において抜群の治療実績を誇る。そのほか、網膜硝子体や緑内障の手術も担当。まぶたの手術やボトックス注射など、眼科医としての視点を活かした目周りの美容にも注力。また、校医を務めるなど、地元住民のかかりつけ医として地域医療にも貢献している。日々のちょっとした悩み相談から高度な治療まで、総合的な目のケア――「トータルアイケア」の提供を目指す。現在、注目の眼科女医として、テレビやラジオ、新聞、雑誌など、さまざまなメディアに取り上げられている。著書に『目は若返る』『スゴい白内障手術』（幻冬舎メディアコンサルティング）がある。

本書についての
ご意見・ご感想はコチラ

増補改訂版 年間2000件の白内障手術を手掛ける
スゴ腕ドクター佐藤香院長の
白内障治療 Q&A

二〇二一年四月一六日 第一刷発行

著 者 佐藤 香
発行人 久保田貴幸
発行元 株式会社 幻冬舎メディアコンサルティング
〒一五一-〇〇五一 東京都渋谷区千駄ヶ谷四-九-七
電話〇三-五四一一-六四四〇（編集）
発売元 株式会社 幻冬舎
〒一五一-〇〇五一 東京都渋谷区千駄ヶ谷四-九-七
電話〇三-五四一一-六二二二（営業）
印刷・製本 シナノ書籍印刷株式会社
装 丁 株式会社幻冬舎デザインプロ

検印廃止

Printed in Japan ISBN978-4-344-93214-2 C0047
幻冬舎メディアコンサルティングHP
http://www.gentosha-mc.com/